전립선암 완전 정복, 질 높은 남성 노후

최고의 치료, 최상의 결과로 이끄는 의료진과 함께

전립선암 완전 정복, 질 높은 남성 노후

최고의 치료, 최상의 결과로 이끄는 의료진과 함께

초판 1쇄 발행 2024년 7월 30일
2쇄 발행 2025년 9월 4일

지은이 한현호 외
펴낸곳 연세대학교 출판문화원

주소 서울특별시 서대문구 연세로 50
등록 1955년 10월 13일(제9-60호)
전화 02) 2123-3378~82
팩스 02) 2123-8673
전자우편 ysup@yonsei.ac.kr
홈페이지 http://press.yonsei.ac.kr

기획 황세희
편집 구상나무
북디자인 이순민
삽화 jebi. J, 하람

ISBN 978-89-6850-879-0 (04510)
978-89-6850-761-8 (세트)

값 17,000원

연세암병원
YONSEI CANCER CENTER

✚ 연세암병원기획총서 05

전립선암 완전 정복,
질 높은 남성 노후

최고의 치료, 최상의 결과로 이끄는 의료진과 함께

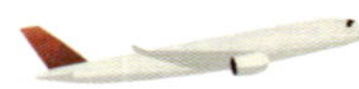

강원준

금웅섭

박지수

범승훈

위찬우

이승환

이익재

이종수

최서희

한웅규

한현호

허지은

안희수

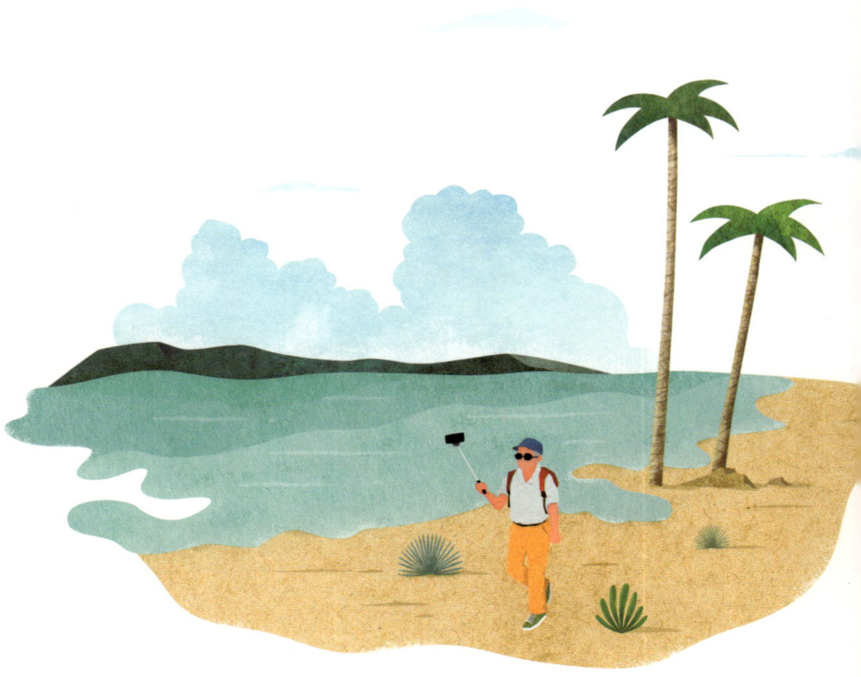

연세대학교 출판문화원

서문

연세암병원 최고의 의료진이 첨단 치료로 전립선암 극복을 함께 하겠습니다

연세암병원이 개원 10주년을 맞아 전립선암을 정복하는 최신 정보와 해결책을 담은 책을 출간하였습니다.

전립선암은 노년기 남성의 삶의 질을 떨어뜨리는 가장 큰 걱정거리 중 하나입니다. 2023년에 발표된 중앙암등록본부 자료에 의하면 2021년 국내에서 발생한 27만 7,523건의 암 중 전립선암은 1만 8,697건으로 전체 암 발생의 6.7%였습니다. 전체 암 중에서는 6위, 남성 암 중에서는 4위를 차지했습니다. 인구 10만 명당 신환(新患)을 의미하는 조(粗)발생률은 73.1건입니다. 전립선암 환자의 나이는 70대가 42.5%로 가장 많지만 60대도 32.4%나 되며 80대 이상은 17.4%입니다.

모든 암이 그렇듯, 전립선암 역시 지위 고하를 막론하고 발생

합니다. 인텔 창업자인 앤디 그로브, 중국 최고 통치자였던 덩샤오핑, 프랑스의 미테랑 전 대통령, 영화배우 로버트 드니로 등도 모두 전립선암으로 투병했던 환자였습니다.

흔히 전립선암은 치료 경과가 좋아 '착한 암'으로 불리기도 합니다. 하지만 일단 인접 부위를 넘어 폐나 뼈 등 다른 부위로 전이가 되면 생명이 위험할 수도 있습니다. 따라서 일찍 발견하는 게 가장 좋습니다. 혹여 진행된 경우에도 병기나 암세포 분화도, 환자 나이, 건강 상태, 기대 여명 등을 고려해 완치를 향한 최적의 치료법을 선택할 수 있습니다.

연세암병원은 수술, 방사선 치료, 호르몬 치료, 약물 치료 등 다양한 치료에서 각 분야 최고의 교수진이 함께 머리를 맞대고 해결책을 찾습니다. 이런 다학제 진료는 환자 맞춤형 치료법을 제시합니다. 예컨대 수술이 어렵다고 결정이 내려진 환자에게도 항암 치료, 호르몬 치료, 방사선 치료를 적절히 조합해서 최선의 길로 인도합니다.

연세의료원은 전립선암에 관한 21세기 첨단 치료를 선도해 오고 있습니다.

전립선은 골반 안쪽에 위치합니다. 따라서 전립선암은 암세포가 뼈에 가려져 있는 상황이라 수술로 제거하다 보면 요실금이나 성기능 장애 같은 부작용이 발생할 위험이 상존했습니다.

이런 걱정을 획기적으로 덜어 준 치료법이 2005년 7월, 본원 비뇨기과에서 국내 최초로 도입한 로봇을 이용한 전립선암 수술입니다. 대한민국에 전립선암 환자를 위한 로봇 수술 시대가 열린 것입니다. 이후 매년 500례가 넘게 지속적으로 시행해 마침내 연세암병원은 로봇 수술의 성지로 불리게 됐습니다.

연세암병원의 명의들은 로봇 수술 방법도 업그레이드했습니다. 단일포트 수술, 후복막 접근 전립선적출술, 레치우스 보존(Retzius-sparing) 전립선적출술 등의 개발은 세계적으로 인정을 받았습니다.

이처럼 뛰어난 연세암병원의 로봇 수술 치료 위상 덕분에 본원 의료진은 매년 미국 및 유럽의 국제 학회에 연자로 초청받습니다. 또 수백 편의 논문 발표, 각종 교과서 집필 등 학문적으로도 큰 업적을 남기고 있습니다. 연세암병원은 명실상부하게 세계가 주목하는 로봇 수술 연수기관으로 국내외 수백 명의 비뇨기과 의사들이 매년 기술을 배우러 옵니다.

연세암병원은 2023년 4월, 또다시 꿈의 암 치료법으로 알려진 중입자 치료를 국내 최초로 전립선암 환자에게 적용함으로써 첨단 의료를 선도하고 있습니다. 중입자 치료로 전립선암 환자는 고통 없이 매주 3~4회씩 총 12번의 방문을 통해 우수한 치료 경과를 보이고 있습니다. 현재까지 200명 이상의 환자를 대상으로 진행했으며 앞으로도 성공 신화를 계속 써 나갈 것입니다.

암 치료에 관해 최초이자 최고를 지향하는 연세암병원이 전립선암의 예방부터 치료까지, 노하우를 응집한 이 책은 모든 궁금증을 해소해 줄 것입니다.

이 소중하고 필요한 정보를 환자와 보호자, 의료인과 일반인 모두를 위해 바쁜 시간을 할애해 집필해 주신 필진들께 연세암병원장으로서 깊은 감사를 올립니다. 또 책이 출간되기까지 수고해 준 출간 관계자분들께도 마음을 다해 고마움을 표현하고 싶습니다.

2024년 7월

연세암병원장

최진성

차 례

01

전립선이란?
전립선비대증, 전립선염,
그리고 전립선암

한현호 연세암병원 비뇨기암센터 교수(비뇨의학과)

전립선이란 무엇인가? 이 작은 기관이 우리 몸에서 어떤 역할을 하는지, 왜 때때로 문제를 일으키는지 알아보자. 이제 전립선의 기본 기능에서 시작해 전립선비대증, 전립선염, 그리고 전립선암이 어떻게 우리의 건강을 위협할 수 있는지를 탐구해 볼 것이다.

전립선의 기본 이해

전립선은 남성의 몸속 깊은 곳에 자리 잡고 있는 작지만 매우 중요한 기관이다. 전립선은 배뇨와 번식에 필수적인 역할을 하는데, 이 장에서는 그 비밀스러운 전립선에 대해 살펴보려 한다.

전립선의 위치

전립선은 방광 바로 아래, 요도가 시작되는 곳 주위에 있다.

요도는 소변이 방광에서 나와서 몸 밖으로 배출되는 관이다. 전립선은 골반 내부에 위치해 외부에서는 볼 수 없지만, 우리 몸에서 빼놓을 수 없는 역할을 한다.

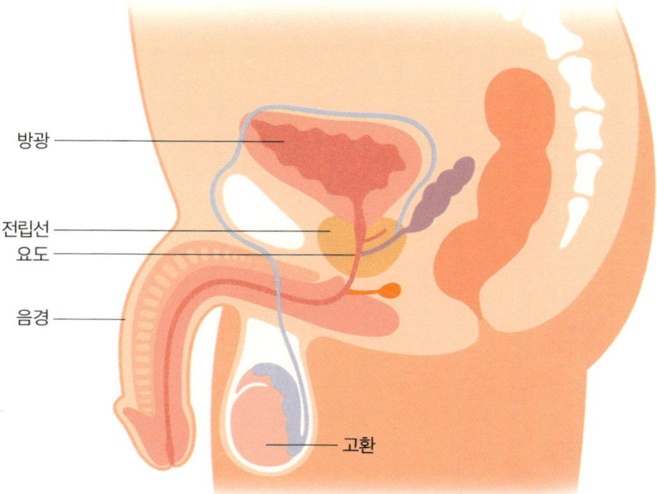

[그림 1-1] 전립선 해부도

Copyright © koti-stock.adobe.com

전립선의 기능

전립선은 주로 두 가지 중요한 기능을 담당한다.

1) 소변 통제

전립선은 요도를 둘러싸고 있어서, 소변이 나올 때와 들어갈

때를 조절하는 밸브의 역할을 한다. 이를 통해 우리는 소변을 적절한 시기에, 적절한 방법으로 배출할 수 있게 된다.

2) 생식

전립선은 약간의 알칼리성을 띠는 전립선액을 분비하여 정액의 일부를 형성한다. 이 전립선액은 정자를 운반하는데, 오르가슴 동안 전립선의 근육 성분이 전립선액과 고환에서 생성된 정자를 함께 요도로 밀어내어 이루어지는 사정을 통해 성기 끝으로 체외 배출된다. 이는 남성의 생식 과정에서 필수적인 기능이다. 이처럼 전립선의 건강은 남성의 생식 능력은 물론 전반적인 남성의 건강에도 매우 중요하다.

전립선의 구조

전립선은 약 3~4cm로 호두만 한 크기이다. 그 안에는 여러 개의 작은 샘들이 모여 있으며, 이 샘들에서 분비되는 액체가 전립선액을 만들어 낸다. 이 전립선액이 정자의 생존과 활동에 필요한 영양분과 보호 환경을 제공한다. 전립선은 부분적으로 근육성이며 내부에는 요도로 통하는 선관(ducts)이 있다. 이는 중앙 엽, 왼쪽 엽, 오른쪽 엽 등 3개의 엽으로 구성되어 있다.

전립선은 남성의 소변을 조절하고 생식에 필수적인 역할을 하는 중요한 기관이다. 이 작은 호두 모양의 기관이 어떻게 우리 몸 안에서 큰일을 하는지 이해하는 것은, 건강을 유지하고 관련 질병을 예방하는 데 아주 중요하다. 전립선이 건강하면 이 모든 과정이 문제없이 이루어지지만, 전립선비대증이나 전립선염, 전립선암과 같은 질병이 발생하면 이 기능들에 문제가 생겨 여러 가지 증상이 나타나기 시작한다. 전립선이 커지거나 염증이 생기거나 암이 되었을 때, 어떤 일이 발생하는지에 대해 더 자세히 알아보자.

전립선과 건강

전립선은 단순한 기관이 아니다. 전립선은 남성의 전반적인 건강과 밀접하게 연결되어 있다. 또 그 기능과 건강 상태가 여러 면에서 중요하다.

감염 및 염증 방지

전립선은 특정 항균성 화합물을 분비하여 요로 감염을 예방하는 데 도움을 준다. 이러한 방어 메커니즘은 염증과 전립선 관련 질환의 위험을 줄이는 데 기여한다. 예를 들어, 전립선액에는 정자를 보호하고, 감염으로부터 보호하는 역할을 하는 특수 단백질이 포함되어 있다.

호르몬 균형 조절

전립선은 남성 호르몬인 테스토스테론과 그 파생 물질인 디하이드로테스토스테론(Dihydrotestosterone, DHT)의 대사에 중요한 역할을 한다. 전립선의 성장과 발달을 조절하는 이 호르몬들은 전반적인 남성 건강에 필수적이다. 호르몬 불균형은 전립선비대증과 같은 상태로 이어질 수 있다.

성 건강 증진

전립선액은 생식 기능에 중요하다. 그것은 정자의 이동을 용이하게 하고, 산성 환경에서 정자를 보호하는 역할을 한다. 전립선의 건강한 기능 없이는 정자의 활동성이 감소하며, 이는 남성의 생식 능력에 부정적인 영향을 미칠 수 있다.

전립선의 건강을 유지하는 생활습관

일상생활에서 실천할 수 있는 건강한 습관에 대해 잘 알고 지키는 것이 무엇보다 중요하다.

- **균형 잡힌 식단**: 과일, 채소, 전곡식, 건강한 지방이 풍부한 식단은 전립선 건강에 도움이 된다.
- **적절한 수분 섭취**: 물을 충분히 마시면 소변을 깨끗하게 유지할 수 있고 요로 감염의 위험도 낮아진다.

- **정기적인 운동**: 활동적인 생활은 혈액 순환을 촉진하고 전립선의 건강을 돕는다.
- **스트레스 관리**: 스트레스는 호르몬 균형과 전립선 기능에 부정적인 영향을 미칠 수 있다. 명상, 규칙적인 운동, 충분한 수면이 스트레스를 관리하는 데 도움이 된다.

전립선은 남성 건강의 핵심 요소인데, 그 기능은 감염 예방, 호르몬 균형 조절, 그리고 성 건강 증진에 이르기까지 광범위하다. 건강한 전립선을 유지하는 방법들에 대해서 잘 이해하고, 그것을 일상생활에서 실천하는 것은 건강한 삶의 유지에 필수적이다.

전립선비대증: 크기의 문제

전립선비대증은 남성의 전립선이 커져서 여러 가지 증상과 건강 문제를 일으키는 상태를 가리킨다. 남성의 전립선은 일반적으로 나이가 들면서 커지는데, 이는 자연스러운 과정의 일부로 간주된다.

전립선비대증은 흔한데, 60세 남성의 약 50%가 전립선 확대의 징후를 보인다. 이 비율은 85세 이상 남성에게서는 약 90%까지 증가한다. 전립선이 너무 커지면 요도를 압박하여 소변 흐름을 방해하고 다음과 같은 증상을 유발할 수 있다.

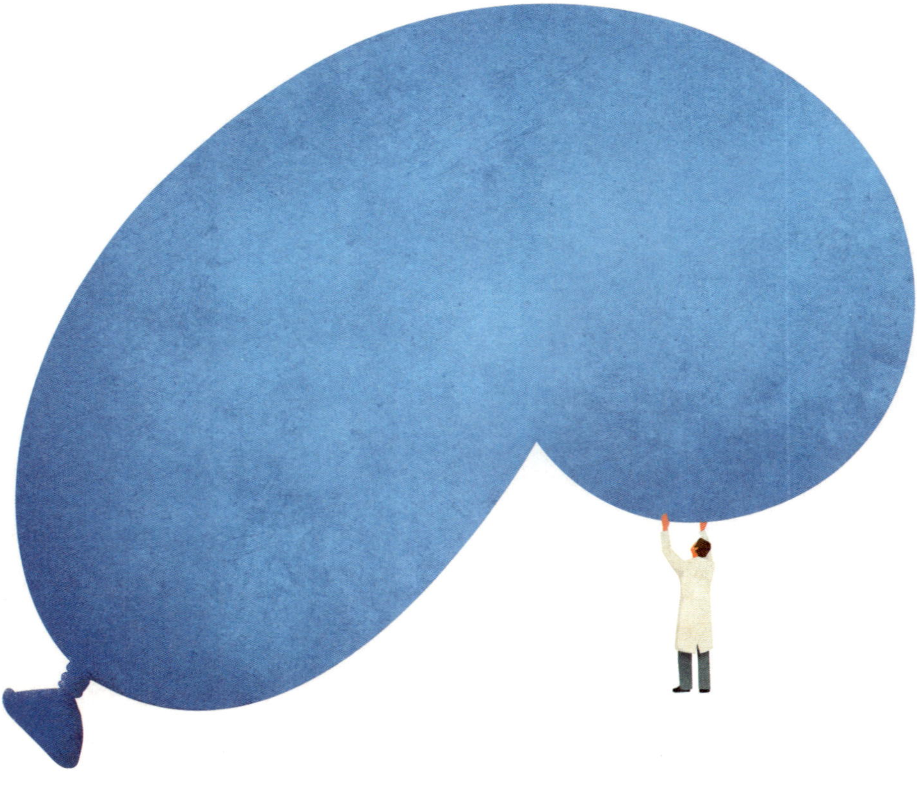

- 배뇨 시작이 어려움
- 소변 줄기가 약해짐
- 빈번한 소변 요구
- 소변을 완전히 비우지 못하는 느낌이 듦
- 밤중에 소변을 보기 위해 여러 번 일어남
- 소변이 급하게 마려움

남성은 나이가 들면서 일상생활에서 다양한 신체의 변화를 느끼는데, 이러한 변화 중 일부는 배뇨 습관과 관련이 있다. 그래서 위와 같이 갑작스러운 배뇨 충동이나 밤에 자주 일어나 화장실에 가야 하는 하부 요로 증상을 겪는 남성은 이러한 변화를 나이 듦의 징후로 받아들이고 무시하기 쉽다. 그러한 증상이 나타나면 가볍게 넘기지 말고 의료진에게 알리고 도움을 청해야 한다. 전립선비대증으로 진단되어 치료하면 증상을 개선하는 것은 물론, 되돌릴 수도 있다.

Q. 전립선비대증이 배뇨 문제의 원인인가?

A. 많은 경우에 그렇지만, 다른 원인도 있을 수 있다. 의료진은 먼저, 방광암이나 전립선암 같은 더 심각한 질환의 가능성을 배제하는 데 초점을 두고, 직장 수지 검사, 요 검사, 요속 검사, 혈청 PSA 등의 검사를 할 것이다. 단, 전립선비대증과 전립선암이 비슷한 증상을 유발할 수는 있지만, 전립선비대증은 전

립선암과 직접적인 연관이 없으며 암 발생 위험을 증가시키지 않는다.

전립선비대증 치료

전립선비대증을 오랫동안 치료하지 않으면 점점 더 심각한 증상이나 징후를 유발할 수 있다. 전립선 비대로 요도가 막히면, 요로 감염이나 방광 결석을 초래할 수 있다. 만성적으로 요도가 막혀 있으면 방광 근육이 비후해지고 결국 방광이 수축하는 기능을 잃어버리게 될 수도 있다.

• 약물 치료

약물 치료는 증상의 경도에 따라서 다를 수 있으며, 보통 다음과 같은 약물을 사용한다.

- **알파 차단제**: 요도의 근육을 이완시켜 소변 흐름을 개선한다.
- **5-알파 환원효소 억제제**: 전립선 크기를 줄이고, 증상의 진행을 느리게 한다.

• 수술적 치료

약물이 도움이 되지 않거나 증상이 더욱 심각한 경우에는 수술적 치료를 고려할 수 있는데, 여기에는 다음과 같은 방법이 포함된다.

- **경요도전립선절제술**(Transurethral resection of the prostate, TURP): 가장 흔한 수술적 치료로, 전립선의 일부를 제거하여 요도를 통과하는 소변의 흐름을 개선한다.
- **레이저 치료**: 레이저를 이용하여 전립선 조직을 증발시키거나 절제한다.

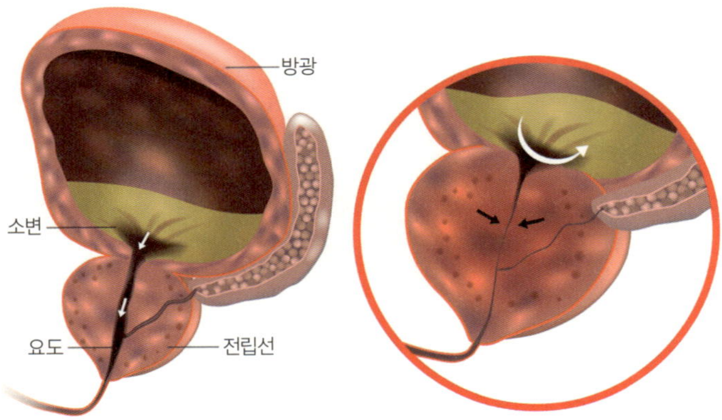

[그림 1-2] 정상 전립선 조직(왼쪽)과 비후된 전립선비대증 조직(오른쪽)

• 음식과 영양 보충제

일부 연구에서는 쏘팔메토(Saw Palmetto) 같은 자연 보충제가 전립선 건강에 긍정적인 영향을 미칠 수 있다고 제시하고 있다.

쏘팔메토는 전립선비대증 증상을 완화시킬 수 있다고 알려져 있으나, 이러한 보충제를 사용하기 전에는 반드시 의사의 조언을 구해야 한다.

전립선염: 전립선의 염증

전립선염은 전립선의 염증을 의미하며, 급성과 만성의 두 가지 형태로 나타날 수 있다. 급성과 만성은 증상과 치료법이 다르므로 구분하는 것이 중요하다.

급성 전립선염

급성 전립선염은 갑작스럽게 발생하는 전립선의 강한 염증 반응을 가리키며, 대부분 박테리아 감염으로 인해 발생한다. 증상은 다음과 같다.

- 심한 하복부 또는 회음부 통증
- 발열 및 오한
- 빈번하고 긴급한 배뇨 요구
- 배뇨 시 통증 및 불편함
- 불완전한 배뇨 또는 요로 폐쇄 증상

• **치료법**

- **항생제**: 박테리아 감염에 대응하기 위해 강력한 항생제 치료가 필요하다.
- **통증 관리**: NSAIDs(비스테로이드성 소염진통제)를 비롯한 진통제를 사용하여 통증과 염증을 감소시킨다.
- **수분 섭취 증가**: 충분한 수분 섭취로 소변을 희석하고 배뇨를 촉진한다.
- **요로 폐쇄의 경우**: 배뇨를 돕기 위해 카테터가 필요할 수도 있다.

만성 전립선염

만성 전립선염은 몇 주에서 몇 달에 걸쳐 지속되는 전립선의 염증이다. 반복적으로 발생할 수 있으며, 증상은 급성보다는 경미하거나 덜 빈번할 수 있다. 만성 전립선염은 박테리아 감염에 의한 것일 수도 있고, 비세균성 원인일 수도 있다.

• **치료법**

- **항생제**: 세균성 전립선염일 경우 장기간의 항생제 치료가 필요할 수 있다.
- **알파 차단제**: 배뇨를 용이하게 하고 증상을 완화한다.
- **물리 치료**: 골반 통증 관리와 근육 긴장 완화에 도움이 될

수 있다.

- **프로스타글란딘 억제제 또는 항염증제**: 염증을 감소시키는 데 사용될 수 있다.
- **심리 치료**: 스트레스나 정서적 요인이 증상에 영향을 미칠 때 도움이 된다.

전립선암: 침묵의 질병

전립선암은 대부분 전립선 세포에서 서서히 발전한다. 전립선암은 특히 초기 단계에 증상이 거의 나타나지 않거나, 아주 경미하여 다른 전립선 문제와 혼동될 수 있다. 그로 인해 초기에 발견하기 어려운 '침묵의 질병'으로 알려져 있다.

암세포의 발생은 전립선 세포의 DNA에 변이가 일어나면서 시작된다. 이러한 변이는 세포가 무질서하게 성장하고 분열하게 만들며, 결국 정상적인 세포를 압박하고 기능을 방해하게 된다. 이 초기 단계에서는 전립선암이 주변 조직으로 퍼지기 시작하지 않았기 때문에 증상이 나타나지 않을 수 있다.

초기 발견의 어려움

- **증상 부재**: 전립선암은 다른 전립선 질환과 마찬가지로 초기에는 증상을 일으키지 않을 수 있다.

- **위치**: 전립선이 내부에 위치해서 초기 종양이 신체 외부로 잘 느껴지지 않는다.
- **성장 속도**: 초기 전립선암은 성장 속도가 느릴 수 있어 오랜 시간 동안 증상이 나타나지 않을 수 있다.

전립선암의 진단, 치료는 다음 장에서 더 자세히 알아보겠다.

건강한 삶을 위한 전립선 질환의 예방과 조기 발견

전립선 질환은 예방과 조기 발견이 매우 중요하다. 이를 위해 의료진은 생활습관의 변화, 정기적인 검진과 특정 건강 검사를 추천한다.

예방 방법

- **건강한 식습관**: 풍부한 과일과 채소 섭취는 전립선 건강을 유지하는 데 도움이 된다. 과도한 카페인과 알코올 섭취는 피하는 것이 좋다.
- **적절한 체중 유지**: 과체중이나 비만은 전립선 질환의 위험을 높일 수 있다.
- **정기적인 운동**: 규칙적인 신체 활동은 전립선 건강에 긍정적인 영향을 미친다.

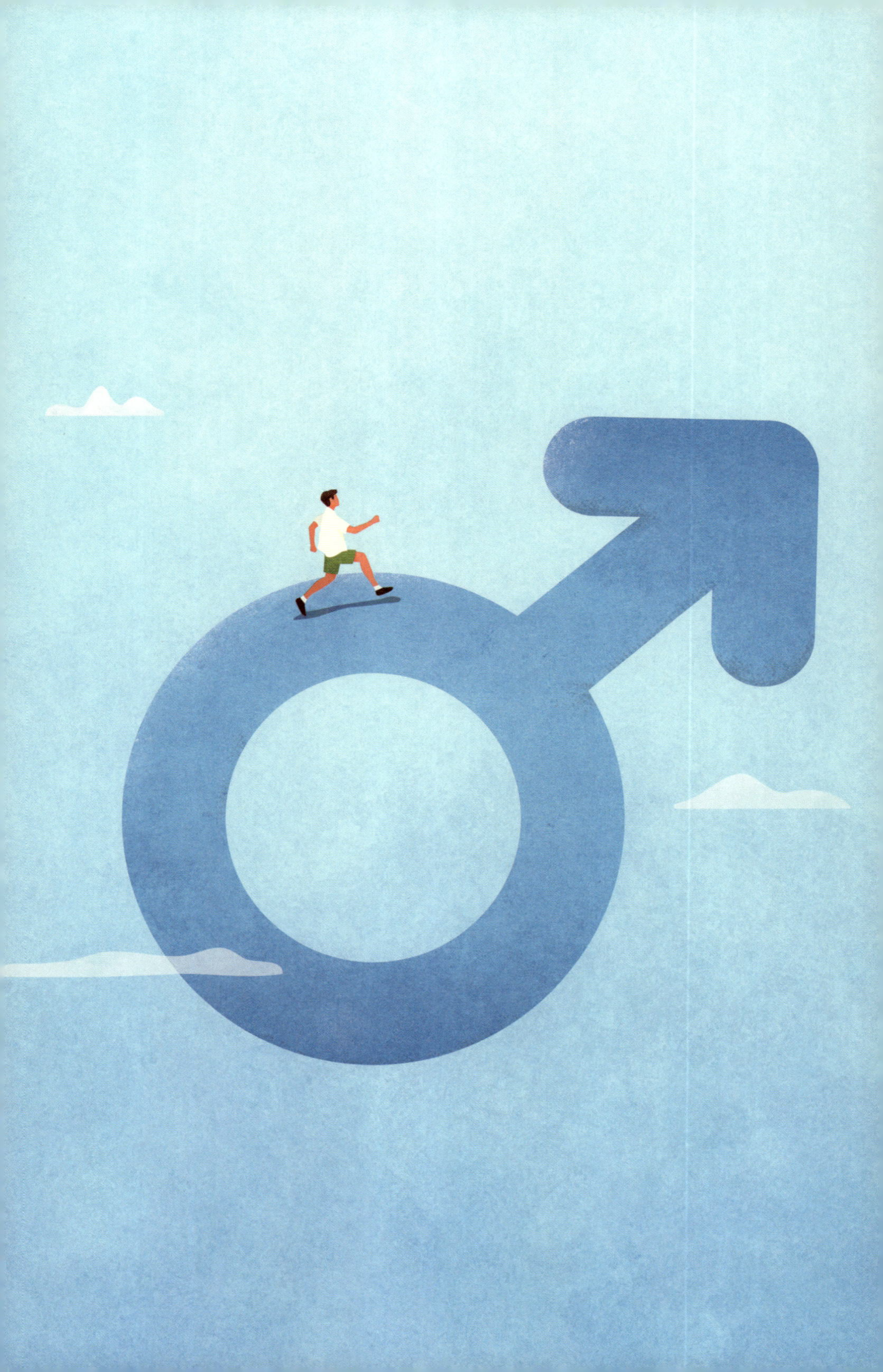

- **금연**: 흡연은 전립선암을 포함한 다양한 질환의 위험 요소이다.
- **스트레스 관리**: 스트레스는 전립선 질환의 증상을 악화시킬 수 있으므로, 요가나 명상 같은 활동으로 스트레스를 관리하는 것이 좋다.
- **충분한 수분 섭취**: 하루에 충분한 양의 물을 마시는 것은 소변 흐름의 유지와 전립선 건강에 좋다.

조기 발견 방법

- **PSA 검사**: 특정 연령 이상의 남성에게 권장되는 전립선 특이항원(PSA) 혈액 검사는 전립선암을 조기에 발견할 수 있게 도와준다.
- **직장 수지 검사**: 의사가 직장을 통해 손가락으로 전립선의 크기와 질감을 직접 검사하는 방법이다.
- **정기적인 건강 검진**: 전립선 문제뿐만 아니라 다른 건강 문제도 조기에 발견할 수 있도록 정기적인 건강 검진을 받는 것이 좋다.

02

전립선암의 증상과 진단

이승환 연세암병원 비뇨기암센터 교수(비뇨의학과)

전립선암의 증상

전립선암은 대부분의 다른 암과 비교하여 증식하는 속도가 느리기 때문에 초기에는 증상이 없으나, 암이 어느 정도 진행하여 요도를 압박할 정도의 크기가 되면 각종 배뇨 증상과 전이에 의한 증상이 나타나게 된다.

전립선이 요도를 둘러싸고 있기 때문에, 전립선암이 발생하면 그 증식에 의해 요도가 압박되어 다음과 같은 증상이 생길 수 있다.

- 배뇨 곤란(소변이 잘 나오지 않음)
- 빈뇨(소변 횟수가 잦음)

- **잔뇨감**(배뇨 후에도 소변이 남은 듯한 느낌)
- **야간 빈뇨**
- **요절박**(화장실에 가고 싶다고 느낀 후부터 화장실에 갈 때까지 소변을 참지 못하는 상태)
- **하복부 불쾌감**

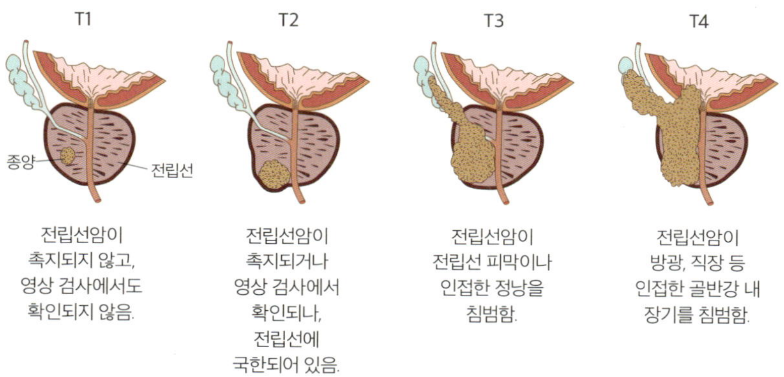

[그림 2-1] 전립선암의 병기

암이 요도를 강하게 압박하게 되면 배뇨 곤란이 악화되어 소변을 볼 수 없는 상태(요폐)가 되기도 한다. 드물게는 정액에 피가 섞여 나오는 증세인 혈정액증이 나타나기도 하며, 이를 계기로 전립선암이 발견되는 경우도 있다.

암이 요도 및 인접한 방광 내로 진전되었을 때는 출혈로 인해 육안적 혈뇨가 나타날 수 있다. 암이 방광으로 전이되면 방광 자극 증상이 심해져 요실금 상태가 될 수 있다. 또한 요관이 막히게 되면 신장에서 만들어진 소변이 방광까지 흐르지 못하고 신장에 고여 수신증이 발생할 수 있으며, 이로 인해 옆구리나 등 부위에 통증이 생길 수 있다.

전립선암은 진행되면 림프절이나 뼈로 잘 전이되므로, 전이에 따른 증상도 나타날 수 있다. 체표 림프절로 전이된 경우 해당 부위의 종창이나 동통이 발생할 수 있다. 뼈 전이의 경우 통증이 나타나며, 뼈가 약해져 골절이 발생하기도 한다. 골반뼈, 요추, 흉추 등이 뼈 전이가 잘 일어나는 부위이다. 광범위한 뼈 전이는 골수의 혈액 생성을 저해하여 빈혈을 유발할 수 있으며, 지혈 관련 성분의 부족으로 소화관 출혈 등이 나타날 수 있다.

전립선암은 초기에 대부분 무증상이므로, 50대 이상의 남성은 정기검진을 받는 것이 바람직하다. 전립선암의 조기 발견과 치료는 완치율을 높이는 데 매우 중요하다.

전립선암의 진단

전립선암의 조기 진단을 위해서는 직장 수지 검사, 경직장 초음파 검사, 혈중 전립선 특이항원(PSA) 측정 등의 선별 검사가 필요하다. 직장 수지 검사는 손가락을 항문에 넣어 전립선의 비대나 딱딱한 부분 등 이상 소견을 촉지하는 간단하고 유용한 검사이다. 경직장 초음파 검사는 전립선의 크기를 측정하고 경계 및 의심 병변의 위치를 파악하는 데 도움이 되지만, 주로 조직 검사 시 정확한 위치 결정에 활용된다. PSA 검사는 혈액 검사로 간편하게 이루어지며, 일반적으로 4ng/ml 이상이면 전립선암을 의심하여 조직 검사를 시행한다.

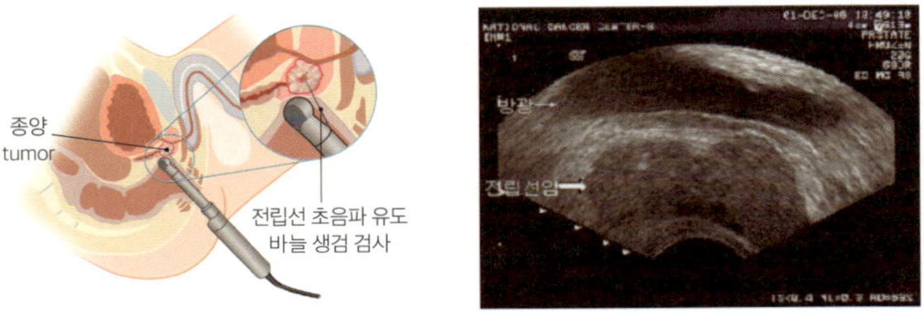

[그림 2-2] 경직장 초음파 검사(TRUS) 시행 모습과 초음파 영상

선별 검사에서 암이 의심되면 전립선 조직 검사를 통해 확진한다. 조직 검사는 암의 존재 확인 외에도 크기, 위치, 분화도 등에 대한 정보를 제공하여 치료 방침 결정에 핵심적인 역할을 한다. 경직장 초음파 유도하에 8~12군데에서 조직을 채취하여 현미경으로 관찰함으로써 전립선암을 조직학적으로 진단한다. 최근에는 PSA 상승이나 직장 수지 검사 이상 소견 시 조직 검사에 앞서 자기공명영상(MRI)을 촬영하여 전립선의 상태를 자세히 평가하는 경우가 많아졌다. 전립선 MRI는 암의 위치, 크기, 주변 조직 침범 여부 등을 확인하는 데 유용하며, 특히 다중 파라미터 MRI(mpMRI)는 진단의 정확도를 높이는 데 기여하고 있다.

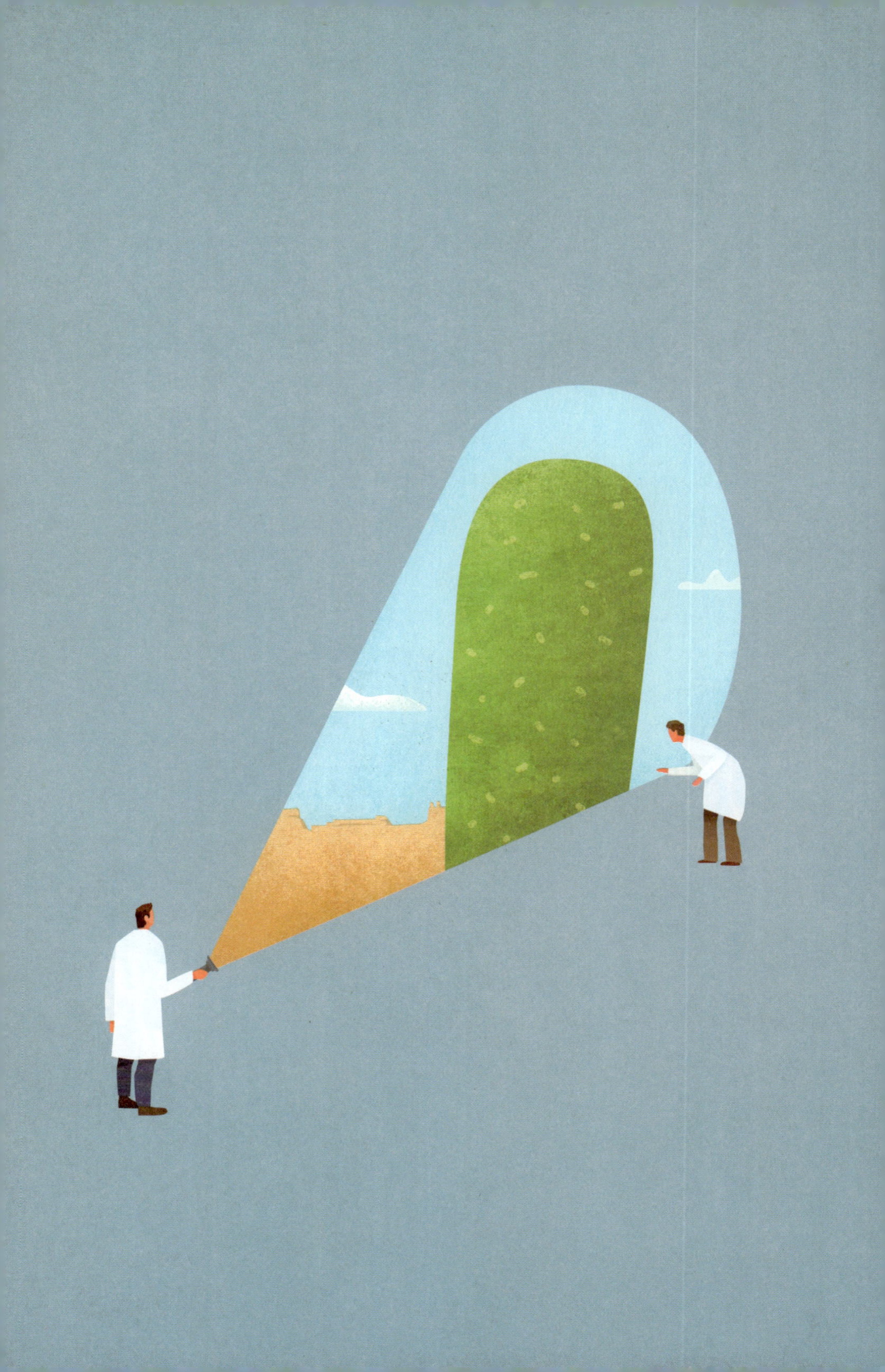

전립선암의 병리학적 특성 평가를 위해 글리슨(Gleason) 점수 체계를 사용한다. 글리슨 점수는 조직의 분화도를 나타내는데, 분화도가 나쁠수록 공격적인 암을 의미한다. 조직 구조에 따라 1~5등급으로 나누고, 가장 흔한 등급과 두 번째로 흔한 등급의 합으로 총점을 매긴다. 글리슨 점수는 6점 이하, 7점, 8점 이상으로 나뉘며, 이는 각각 저등급, 중등급, 고등급을 의미한다.

최근에는 글리슨 점수를 기반으로 한 글리슨 그레이드 그룹(Gleason Grade Group, GGG) 체계가 도입되었다. 이는 글리슨 점수를 좀 더 명확하게 분류하여 임상적 예후를 평가하는 데 도움을 준다. GGG는 다음과 같이 분류된다.

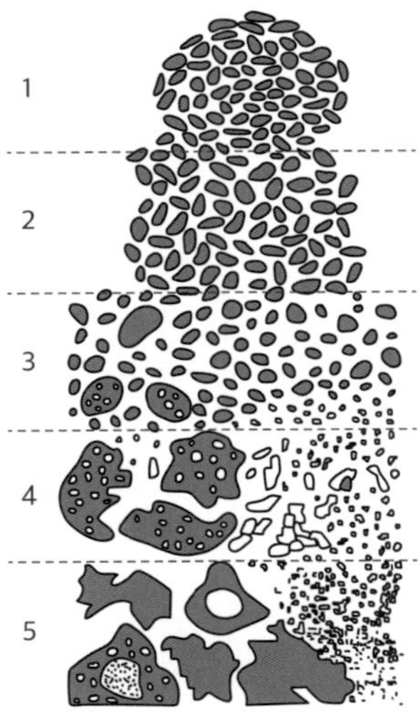

[그림 2-3] 글리슨 등급 체계

•

Grade Group 1: Gleason 점수 6 (3+3)

Grade Group 2: Gleason 점수 7 (3+4)

Grade Group 3: Gleason 점수 7 (4+3)

Grade Group 4: Gleason 점수 8 (4+4, 3+5, 5+3)

Grade Group 5: Gleason 점수 9-10 (4+5, 5+4, 5+5)

이 체계는 전립선암의 예후와 치료 결정을 더욱 정밀하게 하도록 도와준다. GGG는 전립선암의 병리학적 평가에서 최신 지견을 반영한 중요한 분류 체계이다.

전립선 조직 검사를 통해 전립선암으로 확진되면, 병기 설정을 위한 추가적인 검사들이 필요하다. 전립선암의 병기는 TNM 병기 체계를 따르는데, 종양(Tumor)의 크기와 범위, 림프절(Node) 전이 여부, 원격전이(Metastasis) 여부에 따라 병기를 결정한다.

병기 설정을 위해 골스캔, 복부-골반 CT, 흉부 CT 등의 영상 검사를 시행하여 전립선암의 전이 여부를 확인한다. 전립선암은 주로 골반 내 림프절이나 뼈로 전이되는 경향이 있다. 뼈로 전이된 경우에는 골스캔에서 전이 병변을 관찰할 수 있다.

전립선암의 치료 방침은 병기, 글리슨 점수, PSA 수치, 나이, 동반 질환, 전신 수행 능력 등을 종합적으로 고려하여 결정하게 된다. 매우 초기의 전립선암은 적극적 감시(active surveillance)를 하면서 PSA 수치와 조직 검사 결과를 모니터링하기도 한다. 국소

<표 2-1> **전립선암의 병기**(TNM 병기)

원발종양(clinical T)	TX	원발종양의 판별이 불가능함
	T0	원발종양의 존재가 확인이 안 됨
	T1	촉지되지 않고 영상 검사에서 보이지 않는 임상적 불현성 종양
	T1a	절제된 조직의 5% 이하로 조직학적으로 우연히 발견된 종양
	T1b	절제된 조직의 5% 초과로 조직학적으로 우연히 발견된 종양
	T1c	(PSA 상승을 이유로 시행한) 세침 조직 검사로 진단된 종양
	T2	촉지되거나 영상 검사에서 확인된 전립선 내에 국한된 종양
	T2a	한쪽 전립선엽의 1/2 이하를 차지하는 종양
	T2b	한쪽 전립선엽의 1/2을 초과하여 차지하는 종양
	T2c	양쪽 전립선엽을 차지하는 종양
	T3	전립선 피막 밖으로 침윤한 종양
	T3a	한쪽 혹은 양쪽 전립선 피막 밖으로 침윤한 종양
	T3b	정낭을 침윤한 종양
	T4	정낭 이외의 주변 조직인 방광, 골반올림근, 혹은 골반벽을 침범한 종양
림프절(N)	NX	주변 림프절 침범 여부를 판별 불능
	N0	주변 림프절 전이가 없음
	N1	주변 림프절 전이가 있음
원격전이(M)	M0	원격전이가 없음
	M1	원격전이가 있음
	M1a	주변 림프절을 벗어나 원격 림프절 전이가 있음
	M1b	골(뼈) 전이가 있음
	M1c	뼈 이외에 다른 장기에 전이가 있음

* 『전립선암 진료 지침』, 대한전립선학회

전립선암에서는 수술적 치료인 근치적 전립선절제술이나 방사선 치료를 시행하여 암을 완치하고자 한다. 진행성 전립선암에서는 전신 치료로 호르몬 요법이나 항암화학 요법을 사용하여 암의 진행을 늦추고 증상을 완화시킨다.

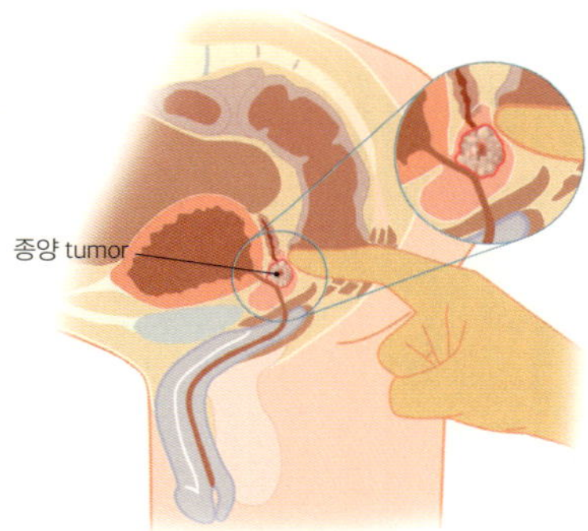

[그림 2-4] 직장 수지 검사

전립선암은 초기에는 대부분 증상이 없기 때문에, 50대 이상의 남성은 정기적인 검진을 받는 것이 좋다. 전립선암 진단을 위해서는 PSA 검사, 직장 수지 검사, 영상 검사, 조직 검사 등 다양한 검사들이 단계적으로 이루어진다. 검사 결과를 바탕으로 전립선암의 병기와 등급을 정확히 평가하여 적절한 치료 방침을 세우는 것이 중요하다. 전립선암은 조기에 발견하여 치료하면 완치율이 높은 암이므로, 정기검진을 통한 조기 진단이 무엇보다 중요하다고 할 수 있다.

03

전립선암의 유전자 검사

한현호 연세암병원 비뇨기암센터 교수(비뇨의학과)

이 장에서는 전립선암의 위험성을 평가하기 위한 유전자 검사의 종류와 그 의의에 대해 알아본다. 유전자 검사가 개인의 암 발병 위험도를 예측하는 데 어떻게 도움이 되는지, 그리고 이 정보를 어떻게 사용할 수 있는지를 살펴보자.

암 유전자 검사

우리 몸 안의 세포들은 각자의 일을 하며 몸을 건강하게 유지하게끔 한다. 그런데 가끔 세포 안의 '유전자'라는 일종의 작업 지시서에 오류가 생길 때가 있다. 이러한 오류가 생기면 세포가 정상적으로 일을 하지 못하고, 결국에는 '암'이라고 불리는 병에 걸릴 수도 있다.

그동안 의료진과 과학자들은 암을 치료하기 위해 여러 종류의 약을 개발해서 사용해 왔다. 처음에 개발된 약은 세포에 독을 주어 암세포뿐만 아니라 정상 세포까지 죽이는 약이었다(세포독성 항암제). 그다음으로 암세포에만 특별히 작용하는 약(표적치료제), 그리고 우리 몸의 면역 체계를 도와 암세포를 공격하도록 만드는 약(면역항암제)으로 발전했다.

최근에는 사람마다 가진 암 유전자의 오류를 조사함으로써 그 사람에 맞는 최적의 치료 방법을 찾을 수 있게 되었다. 예를 들어, 어떤 암은 특정 유전자에 문제가 자주 생기기 때문에, 이 유전자를 검사하면 암의 예후와 어떤 치료가 좋을지 예측할 수 있다. 특히 전립선암에서는 특정한 유전자 돌연변이가 있는 경우와 없는 경우, 항암 약물 치료 방법이 달라질 수 있다.

이제 유전자 검사 비용이 예전보다 저렴해지고, 암 치료 시 유전자 정보가 중요한 역할을 하게 됨에 따라, 유전자 검사에 관한 관심과 요구가 증가하고 있다. 암세포에서 나온 유전자를 조사하는 검사를 '체세포 돌연변이 검사'라 하고, 부모에게 물려받은 암세포뿐 아니라 정상 세포에도 같이 존재하는 유전자를 보는 것을 '생식세포 돌연변이 검사'라고 한다.

이런 검사를 할 때는 암 조직을 직접 떼어 내서 검사하는 '조직 생검' 방법과, 혈액에서 암세포의 정보를 찾아내는 '액체 생검' 방법이 있다. 'NGS'라는 기술을 사용해 많은 유전자를 한 번에 검사할 수도 있다. 이 장에서는 이런 검사들이 암 치료에 얼마나

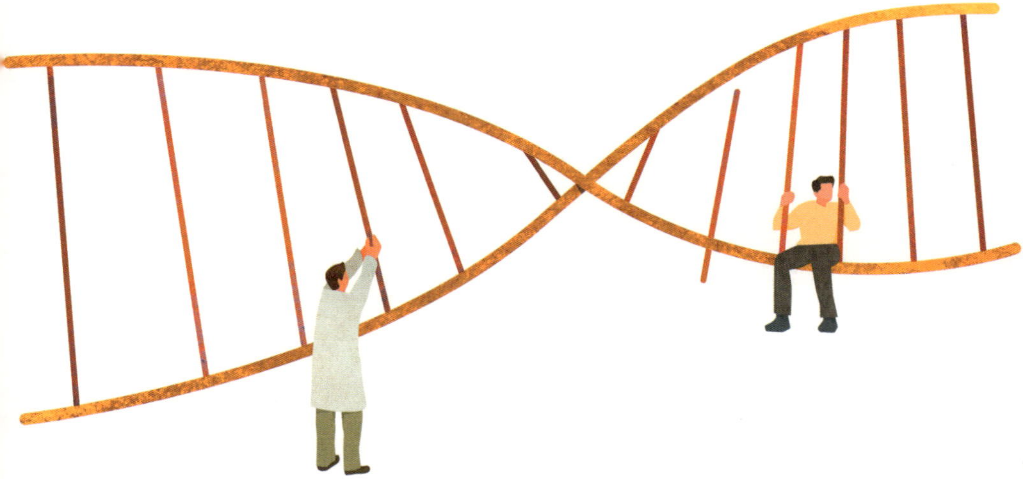

도움이 되는지, 우리나라에서는 어떻게 사용되고 있는지를 알아보겠다.

전립선암 생식세포 유전자 검사

전립선암에 걸린 사람 중 일부는 몸 안의 유전자에서 작은 오류, 즉 '돌연변이'가 발생한다. 이를 '생식세포 돌연변이'라고 부르는데, 이것은 부모로부터 자녀에게 유전될 수 있는 유전자에 생긴 변화를 말한다. 전립선암 환자의 약 10~15%가 이런 돌연변이를 지니고 있으며, 가장 흔한 유전자에는 BRCA2, ATM, CHEK2 등이 있다.

이런 돌연변이를 가진 사람들은 유방암이나 난소암 같은 다른 종류의 암에 걸릴 확률이 높아진다. 예를 들어 BRCA1이나 BRCA2 돌연변이를 가진 사람은 70세가 되기 전에 유방암에 걸릴 확률이 최대 65%, 난소암에 걸릴 확률이 최대 39%까지 높아질 수 있다. 또한 '린치 증후군'이라는 유전병이 있는 사람들은 대장암 등의 다른 암에 걸릴 가능성이 특히 크다.

의사들은 전립선암 환자들에게 여러 유전자를 한 번에 볼 수 있는 'NGS 기반 유전자 패널 검사'를 권장한다. 이 검사를 통해 BRCA1, BRCA2 등의 유전자를 확인하여 유방암/난소암 증후군의 유무를 알 수 있고, MLH1, MSH2 등을 검사하여 린치 증후군

이 있는지 알 수 있다.

이 검사는 환자의 피, 타액 또는 입안 세포에서 DNA를 추출하여 수행할 수 있다. 유전자 검사 시에는 유전 상담을 받는 것이 좋다. 상담을 할 수 있는 의료 기관에서는 검사와 함께 상담을 받는 것을 권장하지만, 상담 없이 검사만 가능한 곳에서도 검사를 받을 수 있다.

전립선암 체세포 유전자 검사

전립선암 치료에서 체세포 유전자 돌연변이 여부를 살펴보는 일이 점점 중요해지고 있다. 특히, 상동 재조합 복구(Homologous Recombination Repair, HRR) 유전자인 BRCA1과 BRCA2의 돌연변이를 지닌 환자들은 PARP 억제제라는 약물 치료로 더 나은 생존율을 기대할 수 있다. 이러한 돌연변이는 대략 15~20%의 전이성 전립선암 환자에게서 발견된다.

또 다른 경우로, 면역 체계가 암세포를 공격하는 데 도움을 주는 약물인 면역관문 억제제가 효과가 있는 환자도 있다. 이는 현미부수체 불안정성(Microsatellite Instability-High, MSI-H) 종양이거나 DNA 불일치 복구(Mismatch Repair, MMR) 유전자 중 하나 이상에 결함이 있는 환자에게서 나타난다. 이러한 경우는 전이성 전립선암 환자의 약 1~3%에 해당한다.

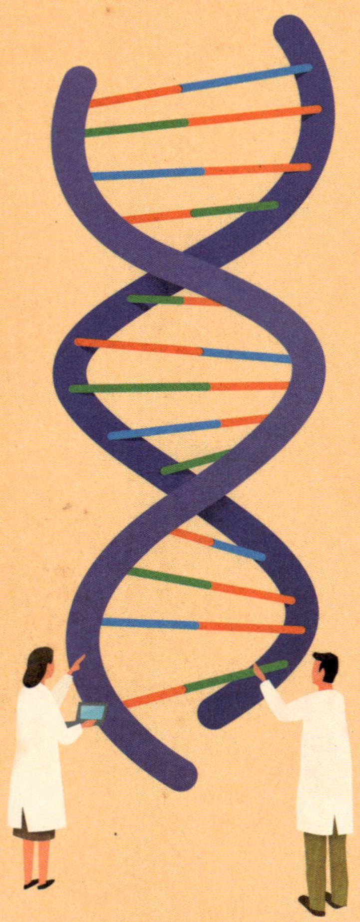

<표 3-1> 전립선암 유전자 검사 권고 대상 환자군

대상 환자군	• 본인 전립선암 외 다른 장기의 원발암 진단의 과거력 • 부모, 형제, 자녀에게서 60세 이전에 진단된 전립선암 또는 전립선암으로 인한 사망 • 부모, 형제, 자녀, 조부모, 손자녀 및 사촌 내 혈족 중 50세 이전에 진단된 유방암, 대장암 또는 자궁내막암, 또는 (진단 연령과 관계없이) 난소암, (외분비)췌장암 또는 고위험/전이성 전립선암 • 부모, 형제, 자녀, 조부모, 손자녀 및 사촌 내 혈족 중 본인 제외 2명 이상의 유방암이나 전립선암 • 전이성 전립선암(거세 저항성 여부와 관계없이) • 국소 진행성 전립선암 고위험군(N1, cT3/4, Gleason grade group 4-5 또는 PSA > 20) • 국소 전립선암에서 발견된 관내/관 혹은 체성 조직학적 소견(intraductal/ductal or cribriform histology)
대상 유전자 및 검사 목적	• 유전성 유방/난소암 증후군 확인 및 전이성 전립선암인 경우 PARP 억제제 올라파립(olaparib) 및 백금계열 항암제 사용 가능성 확인(BRCA1, BRCA2) • 린치 증후군 확인 및 전이성 전립선암인 경우 면역관문 억제제 펨브롤리주맙(pembrolizumab) 사용 가능성 확인(MLH1, MSH2, MSH6, PMS2, EPCAM, microsatellite instability) • 기타 유전성 암 확인(APC, ATM, BRIP1, CDH1, CDKN2A, CHEK2, FAM175A, GEN1, HOXB13, MRE11A, MUTYH, NBN, NF1, PALB2, RAD50, RAD51C, RAD51D, TP53) • 전이성 거세 저항성 전립선암에서 빈번한 체세포 돌연변이(AR, FOXA1, SPOP) • 전이성 거세 저항성 전립선암에서 빈번한 체세포 돌연변이로 1차 신호르몬 제제에 대한 나쁜 반응을 시사(CDKN1B, CDKN2A, CDKN2B, FANCA, FANCL, KRAS, PIK3CA, PTEN, RB1, SMAD4, TP53)

이처럼 HRR 유전자와 MMR 유전자의 변이는 생식세포 돌연변이(부모로부터 유전되는) 또는 체세포 돌연변이(개인의 생애 동안 발생하는)로 발견될 수 있기에, 전이성 전립선암 환자는 이 두 유형의 돌연변이를 모두 검사해야 한다.

우리나라에서는 전립선암의 경우, 암 병기 3기나 4기와 같이 진행성, 전이성, 재발성 암에서 NGS(차세대 염기서열 분석) 검사를 두 번까지 건강보험으로 받을 수 있다(2023년 현재). 만약 이미 생식세포 돌연변이 검사를 NGS로 받은 적이 있다면, 1차 호르몬 치료 후에 암이 진행된 경우(mCRPC)에는 종양의 체세포 돌연변이 검사를 추가로 NGS로 받는 것이 좋다.

만약 아직 신호르몬 치료제의 효과 판정을 받지 않은 mHSPC(호르몬에 민감한 전이성 전립선암) 또는 mCRPC 환자라면, 종양 체세포 돌연변이 검사를 먼저 NGS로 시행하고, 그 결과에 따라 생식세포 돌연변이 검사를 NGS로 함께 시행하거나 다른 방법으로 검사할 수 있다. 이런 방식으로 유전자 검사를 통해 각 환자에게 최적화된 치료 계획을 세울 수 있다.

04

전립선 특이막항원(PSMA) 표적 방사성 의약품을 이용한 전립선암의 진단과 치료

강원준 연세암병원 교수(핵의학과)

방사선을 방출하는 원소를 방사성동위원소라 한다. 특정 표적에 결합하는 화합물에 방사성동위원소를 표지하여 방사성 의약품 형태로 체내에 투여하면, 특정 부위에서 방사선이 방출되므로 영상 진단과 치료에 이용할 수 있다. 표적 분자에 높은 친화도를 보이며 결합하는 표적 리간드(ligand)를 선정하여 방사성동위원소를 표지하는 것이 필요하다.

방사성동위원소란 무엇인가?

방사성동위원소에서 방출되는 방사선은 〈표 4-1〉과 같은 특성이 있다.

방사성 의약품은 주로 정맥주사 형태로 인체에 투여되며, 정상 혈액 공급을 통해 전신에 분포한 후 표적 장기나 병소에 모이

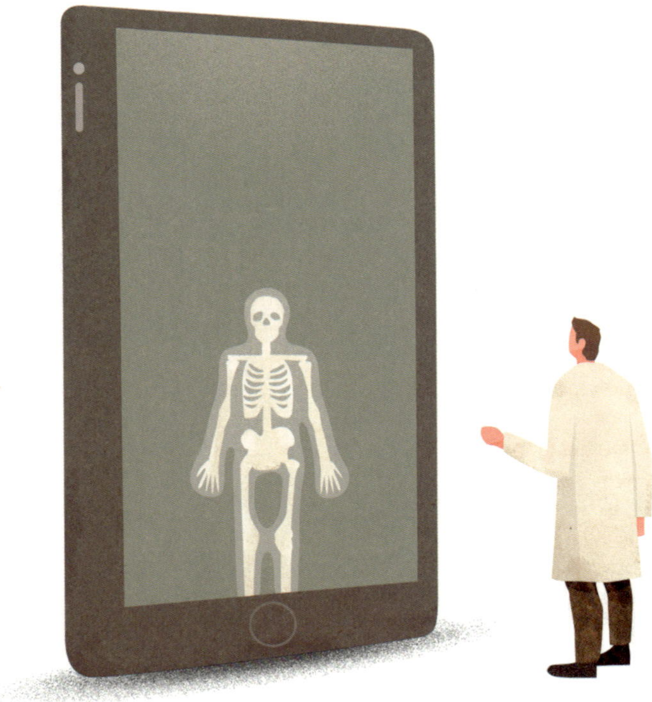

<표 4-1> 방사성동위원소에서 방출되는 방사선

방사선의 종류	특성	의학적 이용
알파선	헬륨 원자핵으로 구성 투과력은 약하지만, 이온화능이 매우 높아 치료에 이용	라듐-223을 이용한 뼈 전이 치료 악티늄-225화합물을 이용한 임상연구 중
베타선	전자로 구성 중간 정도의 투과력, 중간 정도의 이온화능을 보임	요오드-131을 이용한 갑상선암 치료 루테튬-177을 이용한 신경내분비 종양, 전립선암 치료
감마선	전자파로 구성 높은 투과력, 낮은 이온화능으로 핵의학 영상 검사에 이용됨	테크네슘-99m을 이용한 뼈 스캔

게 된다. 전신에 분포하여 효과를 보이므로 방사성 의약품을 이용한 영상법은 전신 분포의 평가에 용이하며, 치료에서는 전신 전이성 질환의 치료에 효과적이다.

전립선암에서는 뼈 전이를 진단하기 위하여 뼈 스캔을 시행하는 경우가 많아 핵의학 검사를 경험한 환자가 많다. 이는 테크네슘-99m HDP(혹은 DDP, MDP)라는 방사성 의약품을 정맥주사한 지 3~4시간 후 전신 뼈 스캔 영상을 얻는 방식인데, 다른 방사성 의약품을 이용한 영상이나 치료도 비슷한 과정으로 진행된다.

전립선 특이막항원(PSMA) 표적 방사성 리간드를 이용한 전립선암의 영상 진단

전립선암 특이막항원(Prostate Specific Membrane Antigen, PSMA)은 전립

선암세포에서 발현이 증가하는 당단백질이며, 전립선암 표적 영상과 치료에 효과적인 암 표적물질이다. 원발 전립선암과 전이 부위에서 모두 높은 PSMA 발현이 관찰될 수 있다. 특히 전립선암 환자 중 조직 분화가 나쁘거나 전이가 있는 환자, 호르몬 치료에 반응이 적거나, 신생 혈관이 많은 환자에게서 PSMA 발현이 증가한다고 알려져 있다.

영상에 적합한 양전자 방출 방사성동위원소(F-18, Ga-68)를 PSMA 표적 리간드에 표지한 후 환자에게 정맥주사하여, 전신 양전자 방출 단층 촬영(Positron Emission Tomography, PET) 영상을 얻을 수 있다([그림 4-1]). 여러 종양에 많이 사용되는 FDG PET가 비특이

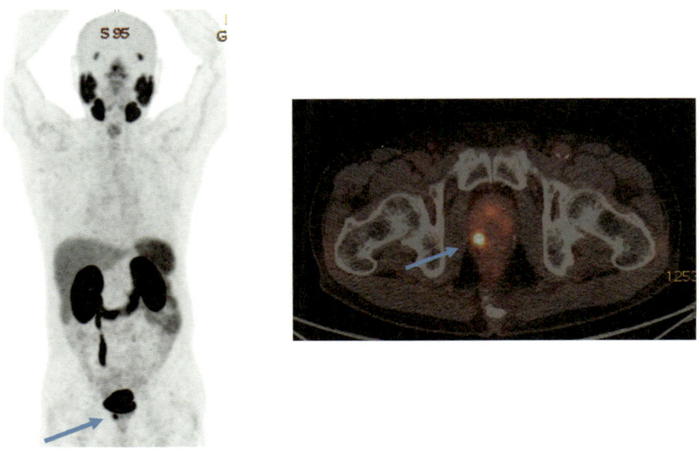

[그림 4-1] Ga-68 표지 PSMA PET 영상

눈물샘, 침샘, 신장, 방광, 소장, 비장 등에 정상 생리적 섭취가 보인다. 방광 아래 우측 전립선암에 섭취 증가 부위가 확인되며, 전립선암으로 확인된다(화살표).

적인 포도당 대사 정도를 영상화하는 데 비교하여, PSMA PET는 PSMA 발현이 높은 전립선암을 특이적으로 영상화하므로 진단 성적이 매우 우수하다. 국내에서는 전립선암의 진단(병기 설정), 재발 진단, 치료 효과 판정 등에 이용할 수 있다([그림 4-2]).

또한 PSMA PET에서 높은 섭취를 보이는 환자는 PSMA 방사성 리간드를 이용한 치료 대상이 될 수 있으며, 반대로 PSMA PET에서 섭취가 낮다면 치료 대상이 될 수 없어서 PSMA PET가 PSMA 표적 방사성 리간드 치료 대상 선정에 효과적으로 이용되고 있다.

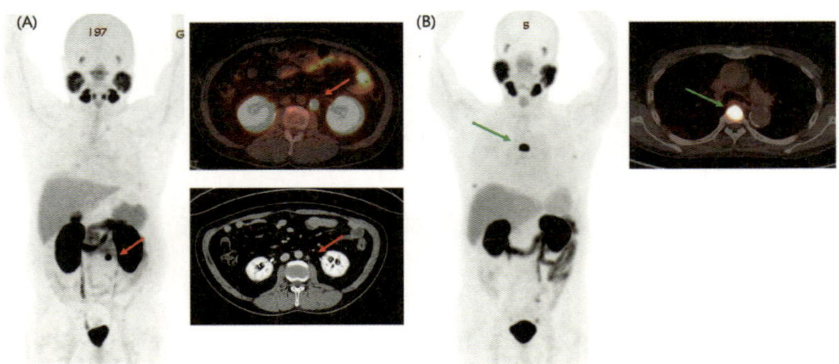

[그림 4-2] PSMA PET를 이용한 림프절 전이(A)와 뼈 전이(B) 영상

복부 림프절의 작은 림프절 전이(A)와 척추 뼈 전이(B)에 높은 PSMA 섭취가 관찰되며, 전이로 확인된다.

전립선 특이막항원(PSMA) 표적 방사성 리간드를 이용한 전립선암의 치료란?

PSMA 표적 리간드에 영상용 방사성동위원소 대신 치료용 동위원소인 루테튬-177을 표지할 수 있다. 루테튬-177 표지 PSMA 표적 방사화합물을 환자에게 정맥주사하면, PSMA가 과발현하는 원발 전립선암은 물론 전이된 부위에도 높은 친화도로 모이게 된다. 종양에 결합한 방사화합물의 루테튬-177에서 방출되는 베타선이 전립선암을 파괴하게 되어 높은 항암 효과를 보인다. 기존 치료로 완치되지 못했거나, 기존 치료 중에도 진행하는 전립선암의 치료에 PSMA 표적 방사성 리간드 치료가 효과적인 대안이 될 것으로 기대된다.

루테튬-177 전립선 특이막항원(PSMA) 표적 방사성 리간드는 펩타이드 수용체 방사성동위원소 치료의 일종이며, 같은 기전으로 먼저 개발되어 임상에 사용되는 약제로 Lu-177 DOTA-TATE가 신경내분비 종양에 사용 중이다.

표적 방사성 리간드 치료는 방사능을 이용하지만 다른 항암 약물처럼 정맥으로 주사하는 방식이며, 외부에서 조사하는 방사선 치료와는 구별된다. 루테튬-177의 반감기가 6.647일로 한 번 주사하면 장기간 효과가 지속되는 장점이 있으면서, 일종의 표적 치료제로 정상 장기의 방사선 피폭은 낮으면서도 전신 항암 효

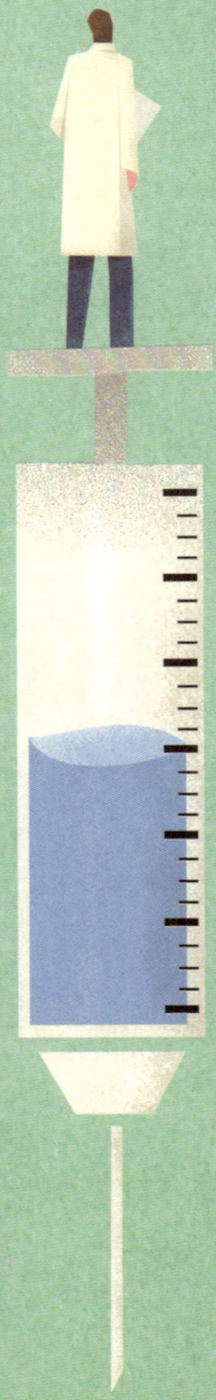

과는 높다.

알파선이 방출되어 더 높은 치료 효과가 기대되는 악티늄-225를 이용한 치료제도 개발 중이다. 악티늄-225에서 방출되는 알파선은 베타선의 50배가 넘는 에너지가 방출되며, 루테튬-177로 치료되지 않는 환자에게도 효과가 있다고 보고되고 있다.

전립선 특이막항원(PSMA) 표적 방사성 리간드를 이용한 전립선암의 치료 과정

전립선암 환자 중 안드로겐 수용체 경로 차단 치료와 탁산 기반의 항암화학 요법을 받았던 전이성 거세 저항성 전립선암이 1차적인 치료 대상이며, 그 밖의 적응증은 임상연구 중이다.

치료 효과가 높은 환자를 선별적으로 치료하기 위하여 사전 검사가 필요하다. 종양의 PSMA 발현 증가가 확인된 경우에 치료 대상으로 볼 수 있으므로, PSMA PET 영상을 통해 치료 대상을 선정한다.

2024년 국내 허가 약제는 루테튬 비피보타이드 테트라세탄(Lutetium Vipivotide Tetraxetan)이라는 성분명을 가지며, 이는 흔히 Lu-177 PSMA-617로 표기되는 약제이다. 1회 투여 용량은 7.4GBq(200mCi)이며, 6주 간격으로 6회까지 정맥 투여한다. 투여 전후로 혈액학적 검사, 신 기능, 간 기능 등을 평가하며, 이상 소견 시 다음 투여 용량을 감량하거나 일시적으로 투여를 중지하게 된다.

약물에 의한 부작용은 구강 건조, 위장관 독성, 빈혈/백혈구 감소/혈소판 감소, 신장 독성, 척수 압박, 골절, 피로, 전해질/대상 이상, 간기능 검사 이상 등이다.

전립선 특이막항원(PSMA) 표적 방사성 리간드를 이용한 전립선암의 치료 후 방사선 피폭 줄이기

치료 전후 병원에서 제공하는 방사선 안전 지침, 관리 규정 등을 확인하여 투여 중, 투여 후 환자, 의료진, 가족의 방사선 피폭을 최소화한다. 치료 후 방광의 방사선을 줄이기 위하여 수분 섭취를 늘리고 자주 배뇨하도록 한다. 퇴원 후 가족과 2일(어린이, 임산부는 7일) 동안 1미터 미만의 긴밀한 접촉을 피해야 하며, 7일간 성생활을 삼가야 한다. 성인 가족과 3일 동안, 어린이와 7일 동안, 임산부와 15일 동안 별도의 분리된 침실에서 수면한다.

05

수술 부작용 최소화한 첨단 로봇 수술

한웅규 연세암병원 비뇨기암센터 교수(비뇨의학과)

전립선암 치료에서 가장 근본적인 방법은 수술적 치료, 즉 전립선 절제술이다. 전립선절제술은 전립선을 완전히 제거하는 수술로, 암이 전립선 내에 국한되어 있을 때 시행된다. 하지만 전통적인 개복 수술은 수술 부위가 크고 출혈량이 많아 환자의 회복에 부담이 될 수 있다. 또한 요실금, 발기 부전 등의 합병증 위험도 있다.

이런 문제점들을 해결하기 위해 등장한 것이 로봇 보조 복강경 전립선절제술(Robot-Assisted Laparoscopic Prostatectomy, RALP)이다. 다빈치 로봇 시스템을 이용한 이 수술은 최소 침습 수술로, 기존 개복 수술에 비해 여러 장점이 있다.

로봇 보조 복강경 전립선절제술의 장점

다빈치 로봇 시스템은 수술자가 조종하는 콘솔, 환자 위에서 수

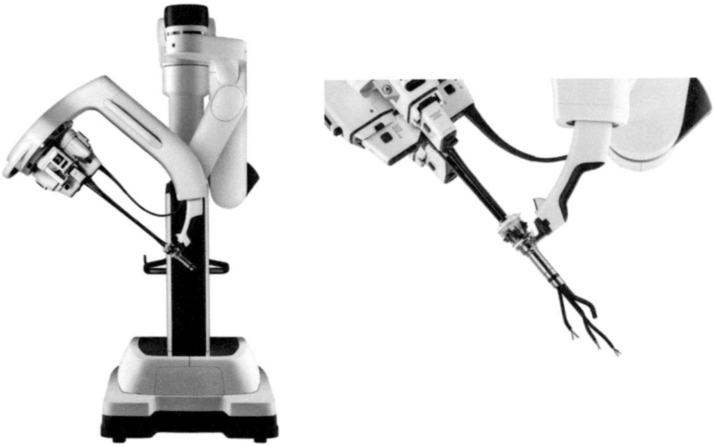

[그림 5-1] 다빈치 로봇 시스템의 구성(본체, 콘솔, 로봇 팔 등)

술을 집도하는 로봇 팔, 수술 부위를 확대해서 보여 주는 3차원 입체 영상 시스템 등으로 구성되어 있다. 수술자는 콘솔에 앉아 로봇 팔을 조종하며, 손 떨림 없이 섬세하고 정교한 움직임을 구현할 수 있다. 로봇 팔에는 다양한 관절이 있어 사람 손의 움직임을 훨씬 뛰어넘는 자유로운 동작이 가능하다.

이런 최첨단 로봇 기술이 접목되어 RALP 수술은 다음과 같은 장점을 발휘할 수 있다.

• 정밀한 수술

로봇 팔은 사람의 손보다 훨씬 섬세하고 정교하게 움직일 수 있어 매우 정밀한 수술이 가능하다. 수술 부위를 10~15배 확대해서 볼 수 있어 미세한 구조까지 확인하면서 수술할 수 있다. 이는 중요한 신경과 혈관을 보존하면서도 암 조직은 완벽하게 제거하는 데 큰 도움이 된다.

• 적은 출혈량

로봇 팔에는 손 떨림 방지 기술이 적용되어 있고, 복강경 수술이므로 개복 수술에 비해 출혈량이 훨씬 적다. 이는 수술 중 안전성을 높이고 수혈의 필요성을 줄여 준다. 적은 출혈량은 회복 속도를 높이고 합병증 위험을 낮추는 데도 기여한다.

• 빠른 회복

작은 절개만으로 수술이 이루어지므로 수술 후 통증이 적고 회복이 빠르다. 대부분의 환자가 수술 후 1~2일 내에 걸을 수 있고, 일상생활로 빨리 복귀할 수 있다. 입원 기간도 짧아져 환자의 부담이 줄어든다. 기존 개복 수술에 비해 반흔이 매우 작아 미용상으로도 만족도가 높다.

• 낮은 합병증 위험

정교한 수술이 가능하므로 요도와 직장 손상 위험이 적다. 또한 발기 능력과 요 자제 능력을 담당하는 신경다발들을 최대한 보존하는 정교한 신경보존술을 시행할 수 있어 수술 후에도

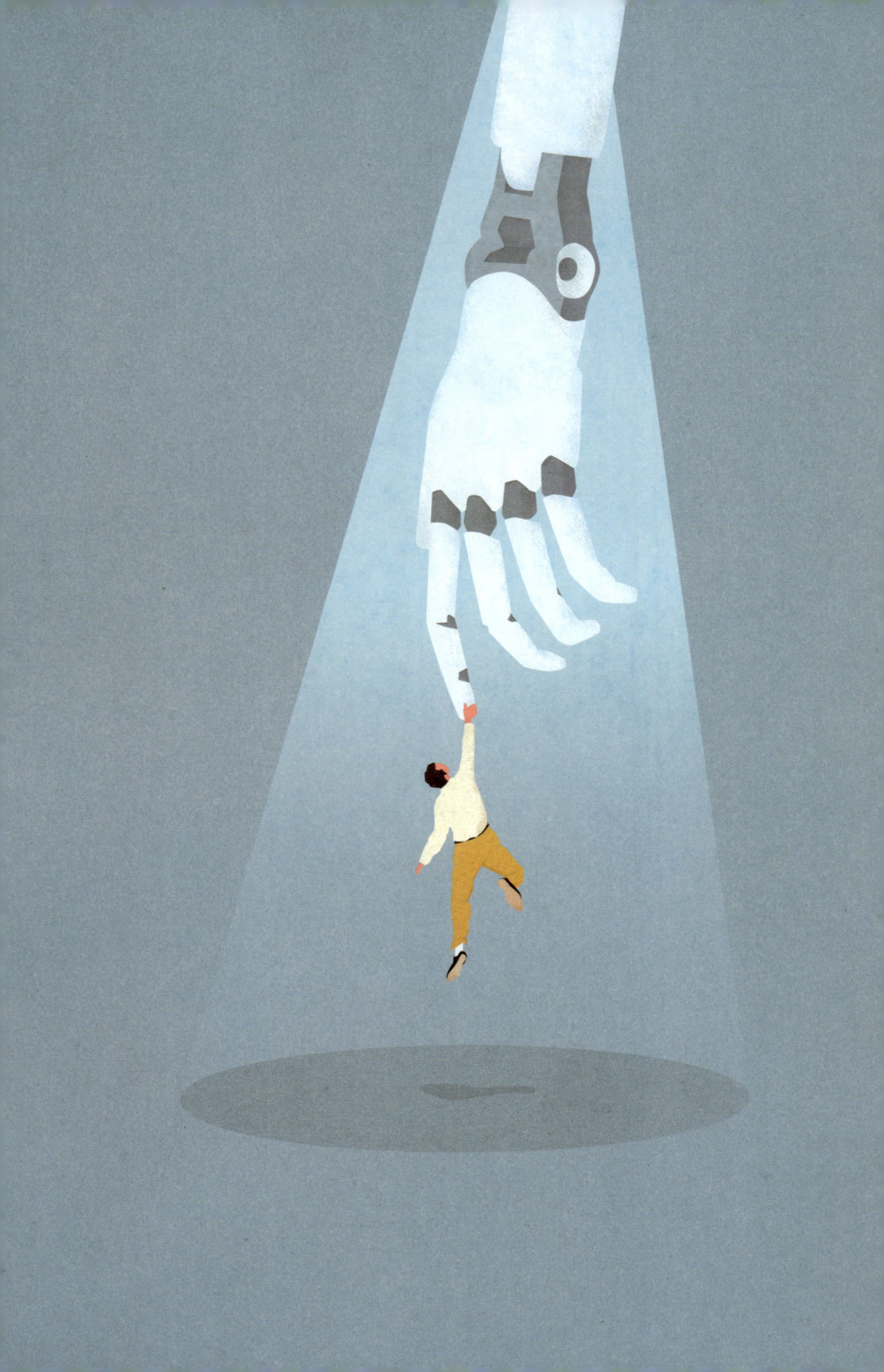

발기부전과 요실금 등의 부작용 위험이 낮다. 이는 삶의 질 유지에 매우 중요한 부분이다.

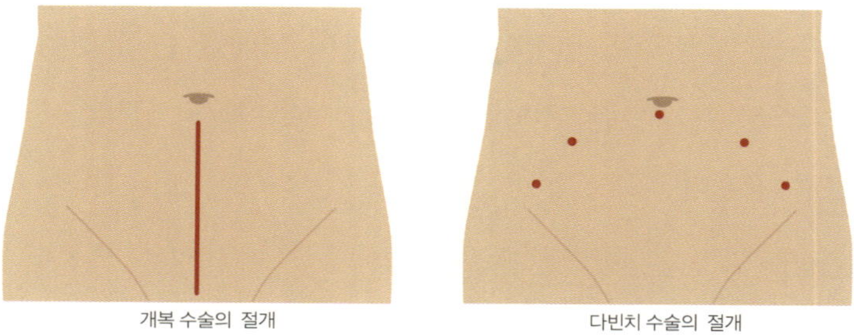

[그림 5-2] 로봇 보조 수술과 개복 수술의 절개 크기 비교

로봇 보조 전립선절제술의 진행

이처럼 RALP 수술은 기존 수술법의 단점들을 많이 보완한 첨단 수술 방식이다. 로봇 보조 전립선절제술은 다음과 같은 과정으로 진행된다.

- **수술 준비**

전신 마취 후 환자를 수술대에 눕히고, 복부에 1cm 내외의 작은 구멍 5~6개를 뚫어 트로카를 삽입한다. 로봇 팔과 수술 도구들은 이 트로카를 통해 환자 체내로 들어가게 된다.

• 전립선 주변 박리

로봇 팔을 이용하여 전립선 주변 구조물들을 조심스럽게 박리해 간다. 이 과정에서 요도와 직장을 보호하고, 발기 및 요 자제 기능을 담당하는 신경다발들을 찾아 최대한 손상 없이 보존하려 노력한다. 확대된 3D 입체 영상과 로봇 팔의 섬세한 움직임이 도움이 된다.

• 전립선 제거

전립선을 주변 조직으로부터 완전히 분리한 후, 작은 절개를 통해 체외로 꺼낸다. 체내에서 세절하지 않고 온전한 상태로 전립선을 적출하면 병리 검사가 용이해진다.

• 요도-방광 문합

절제된 전립선 사이의 요도와 방광을 꿰매어 연결한다. 이때 로봇 팔의 섬세함이 큰 도움이 된다. 정확하고 촘촘한 봉합으로 요도-방광 문합부의 누출 위험을 최소화할 수 있다.

• 수술 마무리

출혈이 없는지 확인하고, 절개 부위를 봉합한 후 수술을 마친다. 배액관을 삽입하여 수술 부위의 체액을 빼 주며, 소변줄을 유치해 방광 회복을 돕는다.

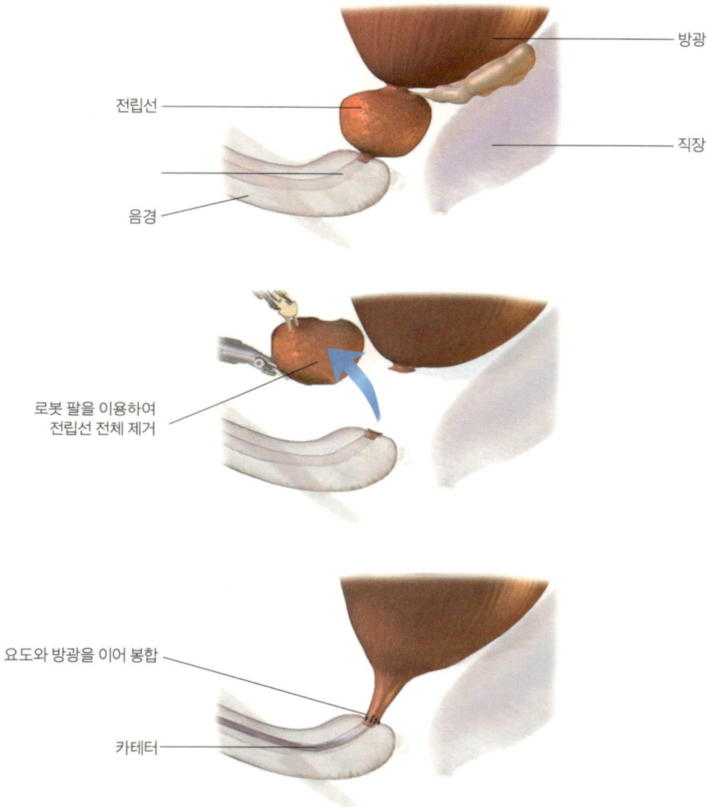

[그림 5-3] 로봇 보조 전립선절제술의 과정

로봇 수술 분야를 선도하다

다빈치 로봇 시스템을 이용한 전립선절제술은 수술 시간이 다소 길지만, 훨씬 정교하고 안전한 수술이 가능하다. 숙련된 로봇 수술 전문의에 의해 진행된다면 성공률이 높고 합병증 위험은 상당히 낮출 수 있다.

하지만 전립선암의 진행 정도, 환자의 전신 상태와 기저 질환 등에 따라 RALP가 불가능한 경우도 있다. 따라서 모든 환자에게 획일적으로 적용할 수는 없으며, 환자 개개인의 상황에 맞는 최선의 치료 방침을 세우는 것이 무엇보다 중요하다.

국내에서는 연세대학교 의과대학과 세브란스병원이 로봇 보조 전립선절제술 분야를 선도하고 있다. 2005년 로봇 수술 도입 이후 지금까지 1만례 이상의 수술을 시행하며 많은 임상 경험을 쌓았고, 다수의 우수한 연구 결과들을 발표하였다. 특히 수술 후 요 자제력 회복, 발기력 보존율, 수술 전후 출혈량 면에서 개복 수술의 그것에 비해 우수한 성적을 보여 주고 있다.

그뿐만 아니라 세브란스병원 비뇨의학과는 수술 후 빠른 회복을 위한 여러 프로그램을 개발하여 적용하고 있다. 수술 전후 체계적인 재활 훈련, 영양 관리, 통증 조절 등으로 환자의 회복을 촉진하고 있다. 그 결과 대부분의 환자가 수술 후 2~3일 내 퇴원하고, 1주일 내 일상으로 복귀하고 있다.

연세의대 세브란스병원은 국제 로봇 수술 심포지엄을 개최하는 등 이러한 로봇 수술의 우수성을 국내외에 알리기 위해 많은 노력을 기울이고 있으며, 앞으로도 로봇 수술 분야의 선구자 역할을 해 나갈 것이다.

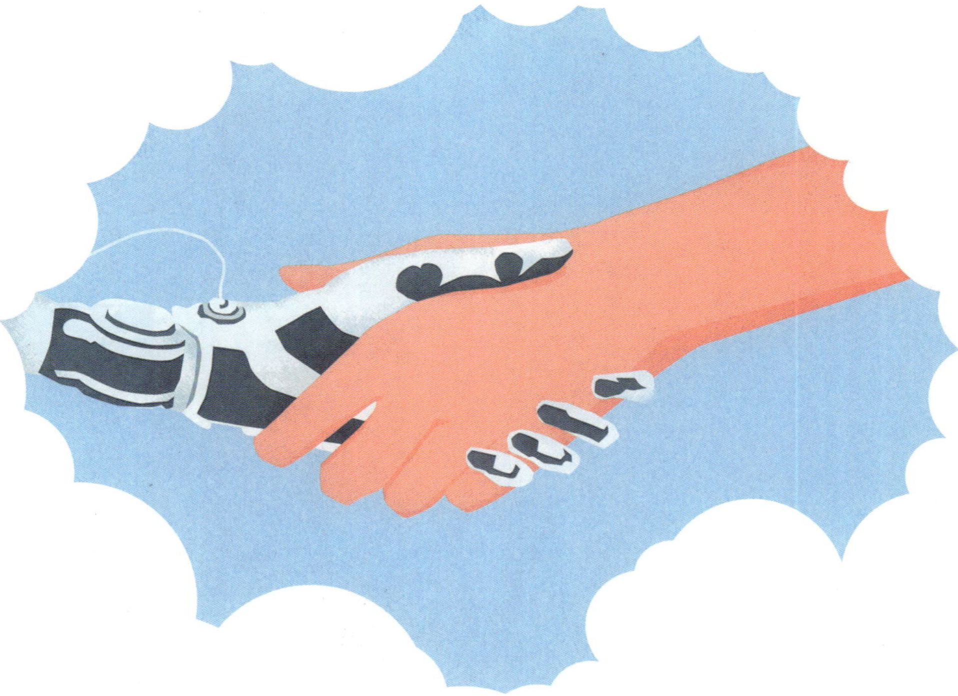

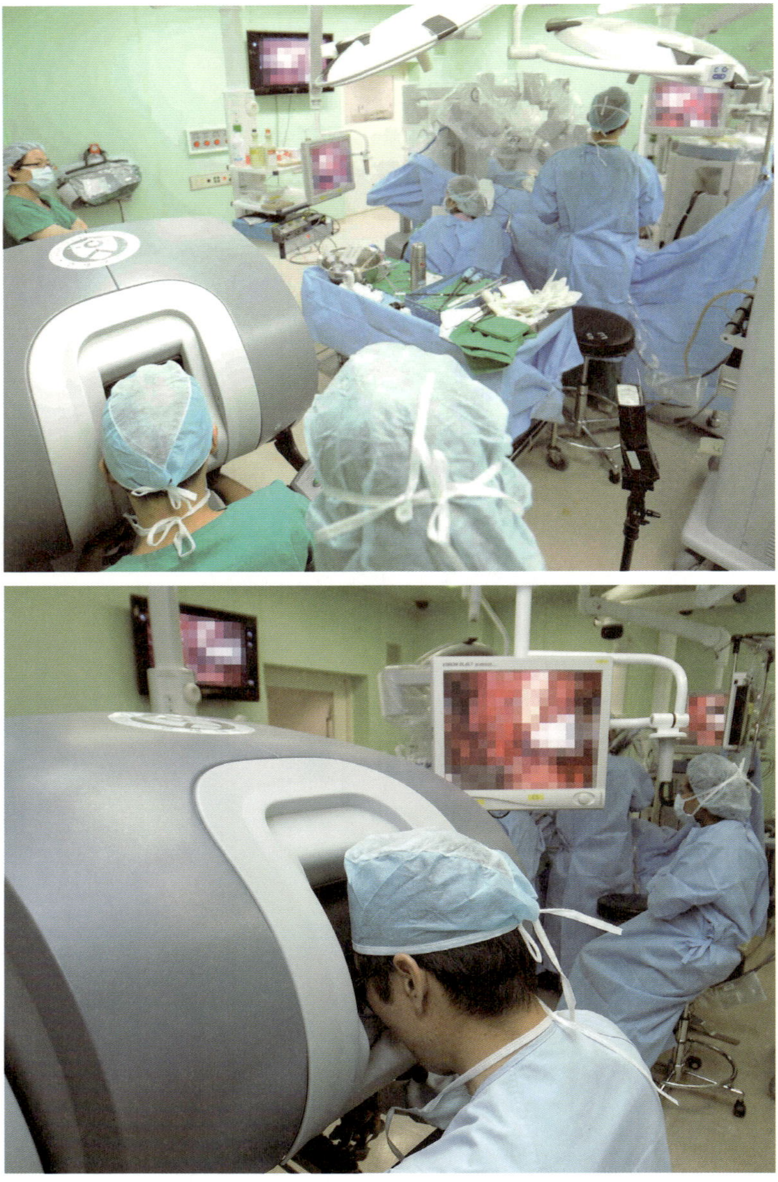

[그림 5-4] 연세의대 세브란스병원 로봇수술센터 수술 장면

전립선암 수술, 특히 로봇 보조 수술 분야는 빠른 속도로 발전하고 있다. 수술 장비의 발전, 수술 기법의 정교화 등으로 환자의 회복은 더욱 빨라지고, 삶의 질 저하 위험은 계속 줄어들 것이라 기대된다. 전립선암 치료를 고민하고 있다면 로봇 수술에 대해 의료진과 충분히 상담해 보길 권한다.

06

전립선암의 호르몬 치료와 항암화학 요법

이종수 연세암병원 비뇨기암센터 교수(비뇨의학과)

범승훈 연세암병원 비뇨기암센터 교수(종양내과)

호르몬 요법

전립선암은 남성 호르몬인 테스토스테론의 영향을 받아 성장하는 특징이 있어, 호르몬 요법이 중요한 치료 수단으로 사용된다. 호르몬 요법은 테스토스테론의 생성을 억제하거나 수용체와의 결합을 차단함으로써 암세포의 성장을 억제하는 치료법이다.

호르몬 요법은 국소 전립선암에서 수술이나 방사선 치료와 병행하여 사용하거나, 전이성 전립선암에서 1차 치료로 사용되어 암의 진행을 억제하고 증상을 완화시킨다. 또한 수술이나 방사선 치료 후 재발한 경우나 고령, 동반 질환으로 수술이 어려운 환자에게도 적용될 수 있다.

호르몬 요법에는 LHRH(Luteinizing Hormone-Releasing Hormone)

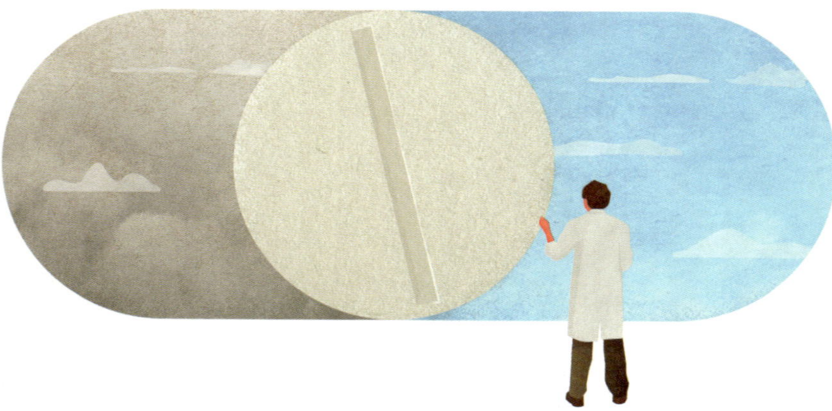

작용제, LHRH 길항제, 항안드로겐제 등의 약제가 사용된다. LHRH 작용제로는 고세렐린(goserelin, 상품명: 졸라덱스), 류프롤라이드(leuprolide, 상품명: 루프린), 트립토렐린(triptorelin, 상품명: 디페렐린), 류프로렐린(leuprorelin, 상품명: 엘리가드) 등이 있으며, 이들은 뇌하수체에서 LHRH의 분비를 억제함으로써 테스토스테론 생성을 감소시킨다. LHRH 길항제인 데가렐릭스(degarelix, 상품명: 퍼마곤)는 LHRH 수용체와 결합하여 LHRH의 작용을 직접 차단한다. 항안드로겐제로는 비칼루타미드(bicalutamide) 등이 있으며, 이들은 테스토스테론이 전립선암 세포의 안드로겐 수용체에 결합하는 것을 방해한다. 이런 약제들은 단독 또는 병용 요법으로 사용된다.

호르몬 요법은 전이성 전립선암 환자의 대부분에게서 효과를 보인다. 암으로 인한 통증이나 배뇨 증상, 전신 증상 등이 호전되고, PSA 수치가 감소하는 것을 확인할 수 있다. 이는 삶의 질 개선에도 도움이 된다. 하지만 호르몬 요법을 장기간 사용할 경우에는 테스토스테론 결핍으로 인한 부작용이 문제가 될 수 있다. 안면 홍조, 성욕 감소, 발기 부전, 우울증, 근력 감소, 골다공증 등이 나타날 수 있으므로, 이에 대한 적절한 관리가 필요하다. 또 다른 문제는 호르몬 요법에 대한 내성이다. 전립선암은 호르몬 요법을 1~2년 정도 지속하면 결국 호르몬에 반응하지 않는 상태, 즉 거세 저항성 전립선암(Castration-Resistant Prostate Cancer, CRPC)으로 진행하게 된다. 이 단계에서는 호르몬 요법만으로는 암을 조절하기 어려워진다.

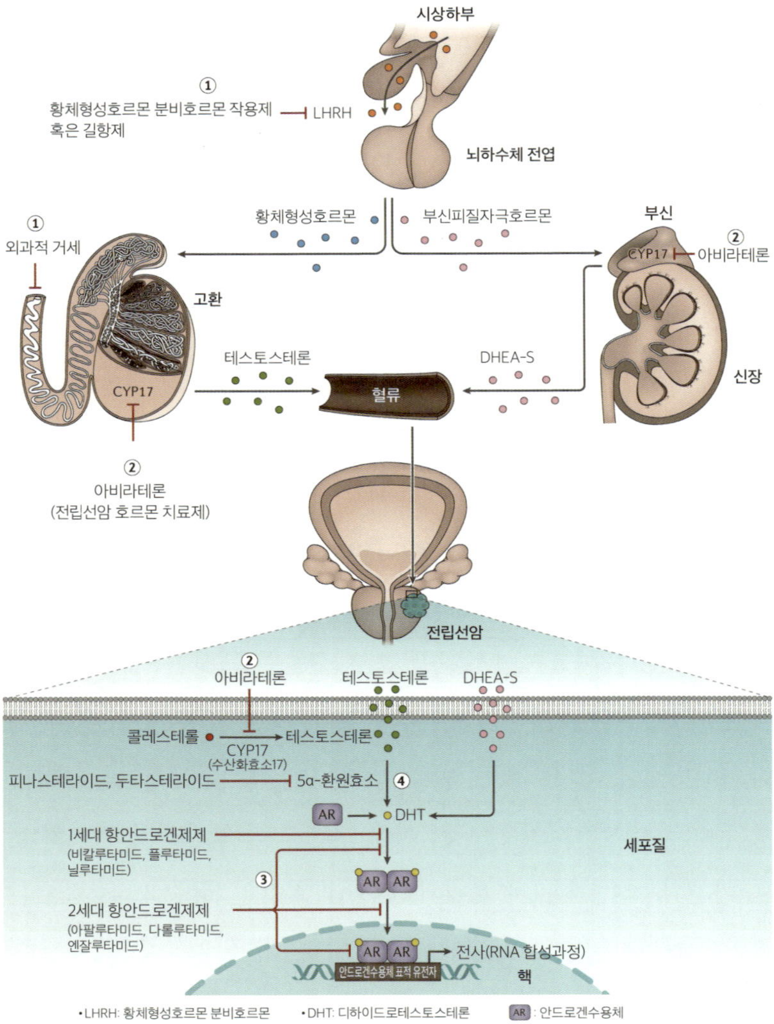

[그림 6-1] 호르몬 요법의 작용 기전(LHRH 작용제, LHRH 길항제, 항안드로겐제)

출처: https://www.nature.com/articles/s41585-021-00514-9

항암약물 치료

전립선암은 초기 단계에서 수술이나 방사선 치료로 치료될 수 있지만, 암이 진행되거나, 다른 장기로 전이된 경우에는 항암 치료가 필수적으로 고려된다. 전립선암에서 사용되는 주요 항암제로는 세포독성 항암제, 비스테로이드성 호르몬제제, PARP 억제제, 면역관문 억제제 등이 있다.

흔히 '전신 치료'라고도 하는 항암 치료는 전립선암을 억제하는 약물을 먹거나 주사로 맞아서 그 약물이 피를 타고 전신을 돌며, 전신에 존재하는 암세포를 죽이거나 성장을 억제하여 증상을 완화시키고, 삶의 질을 높이며, 생존율을 높이는 것이 목적이다.

항암 치료가 필요한 시기

- **진행성 또는 전이성 전립선암**: 암이 다른 신체 부위로 전이되었거나, 방사선 치료나 수술 같은 국소 치료로는 제어가 어려운 경우
- **호르몬 치료에 반응하지 않는 경우**: 전이성 전립선암이 호르몬 치료에 반응하지 않거나 더 이상 효과가 없는 경우

항암 치료의 종류

- **세포독성 항암제 치료**: 도세탁셀(docetaxel), 카바지탁셀(cabazitaxel)

- **비스테로이드성 호르몬제제(Nonsteroidal Hormonal Agents):** 아비라테론(abiraterone), 엔잘루타미드(enzalutamide), 아팔루타미드(apalutamide)
- **표적 항암제 치료:** PARP 억제제(PARP inhibitors)−올라파립(olaparib)

세포독성 항암제

전립선암에서 가장 널리 사용되는 세포독성 항암제는 도세탁셀(docetaxel, 상품명: 탁소텔)로, 미세소관의 중합을 촉진하고 안정화시켜 암세포의 분열을 억제한다. 도세탁셀은 2004년 호르몬 불응성 전립선암 환자에게서 생존 기간 연장 효과가 입증되어 FDA 승인을 받았으며, 현재 1차 항암 치료제로 널리 사용되고 있다. 도세탁셀은 보통 3주 간격으로 정맥 주사하며, 프레드니손과 함께 사용한다. PSA 수치 변화와 영상 검사를 통해 치료 반응을 평가하게 되는데, 도세탁셀 치료로 PSA가 50% 이상 감소하는 경우를 PSA 반응이라고 하며, 이는 예후와 연관이 있다. 도세탁셀은 통증 완화, 삶의 질 개선 효과도 있지만, 골수 억제, 발열성 호중구감소증, 말초신경병증, 부종, 탈모, 피로감 등의 부작용이 나타날 수 있다. 특히 고령이거나 전신 상태가 좋지 않은 환자에게는 부작용의 위험이 커서, 세심한 관찰과 적극적인 지지 요법이 필요하다.

도세탁셀 치료로 실패한 경우, 2차 항암제로 카바지탁셀

(cabazitaxel, 상품명: 제브타나)을 사용한다. 카바지탁셀은 도세탁셀에 비해 세포독성이 더 강력한 것으로 알려져 있으며, 도세탁셀 내성 전립선암 세포주에서도 효과를 보였다. 카바지탁셀은 도세탁셀 치료 후에도 진행하는 호르몬 불응성 전립선암 환자에서 생존 기간을 연장하는 효과가 입증되어 2010년 FDA 승인을 받았다.

비스테로이드성 호르몬제제(Nonsteroidal Hormonal Agents)

아비라테론(abiraterone, 상품명: 자이티가, 아비테론)과 엔잘루타미드(enzalutamide, 상품명: 엑스탄디)는 기존 호르몬 요법과는 다른 기전으로 작용하는 경구용 항암제이다. 아비라테론은 테스토스테론 합성에 필수적인 CYP17 효소를 차단하여 테스토스테론 생성을 억제하고, 엔잘루타미드는 안드로겐 수용체에 강력하게 결합하여 신호전달을 차단한다. 이들은 도세탁셀 치료 전후 어느 시점에서나 사용 가능하며, 전이성 전립선암 환자의 생존 기간과 삶의 질을 개선시키는 효과가 입증되었다. 최근에는 이러한 약제들을 기존의 남성 호르몬 차단 요법(Androgen Deprivation Therapy, ADT)과 병용하는 강화된 호르몬 요법이 전이성 호르몬 민감성 전립선암 환자에게 생존 기간 연장 효과가 있음이 확인되어, 새로운 치료 표준으로 자리 잡았다. 아팔루타미드(apalutamide)와 다롤루타미드(darolutamide)는 엔잘루타미드와 유사한 작용을 하는 2세대 안드로겐 수용체 길항제로, 전이성 호르몬 민감성 전립선암 환자에 대해 최근 국내 승인을 받았다.

비스테로이드성 호르몬제제의 특이적 부작용은 다음과 같은 것들이 있다.

- 아비라테론: 부종, 피로, 고혈압, 저칼륨혈증, 간 기능 이상 등
- 엔잘루타미드: 피로, 열감 및 발한, 두통, 어지러움증, 고혈압, 근육 및 관절 통증 등
- 아팔루타미드: 두드러기, 관절 통증 등

PARP 억제제(PARP inhibitor) 치료

PARP 억제제는 전립선암 치료에서 상대적으로 새로운 접근법이다. 이들은 유전자 손상을 수리하는 데 중요한 역할을 하는 PARP 효소의 활동을 억제하여 암세포의 사멸을 유도한다. 특히 BRCA 유전자의 돌연변이 등으로 유전자 손상을 수리하는 메커니즘에 결함이 있는 전립선암 환자에게 효과적이며, 유전자의 변이 유무는 환자의 종양 검체 또는 혈액 검사를 통해 확인할 수 있다. 대표적인 PARP 억제제로는 올라파립(olaparib, 상품명: 린파자)이 있으며, 이는 전이성 거세 저항성 전립선암 환자 중 BRCA 유전자의 돌연변이가 확인된 경우 사용할 수 있다.

면역항암제[면역관문 억제제(Immune checkpoint inhibitor)]

면역항암제는 우리 몸속의 면역 세포를 활성화시켜 암세포

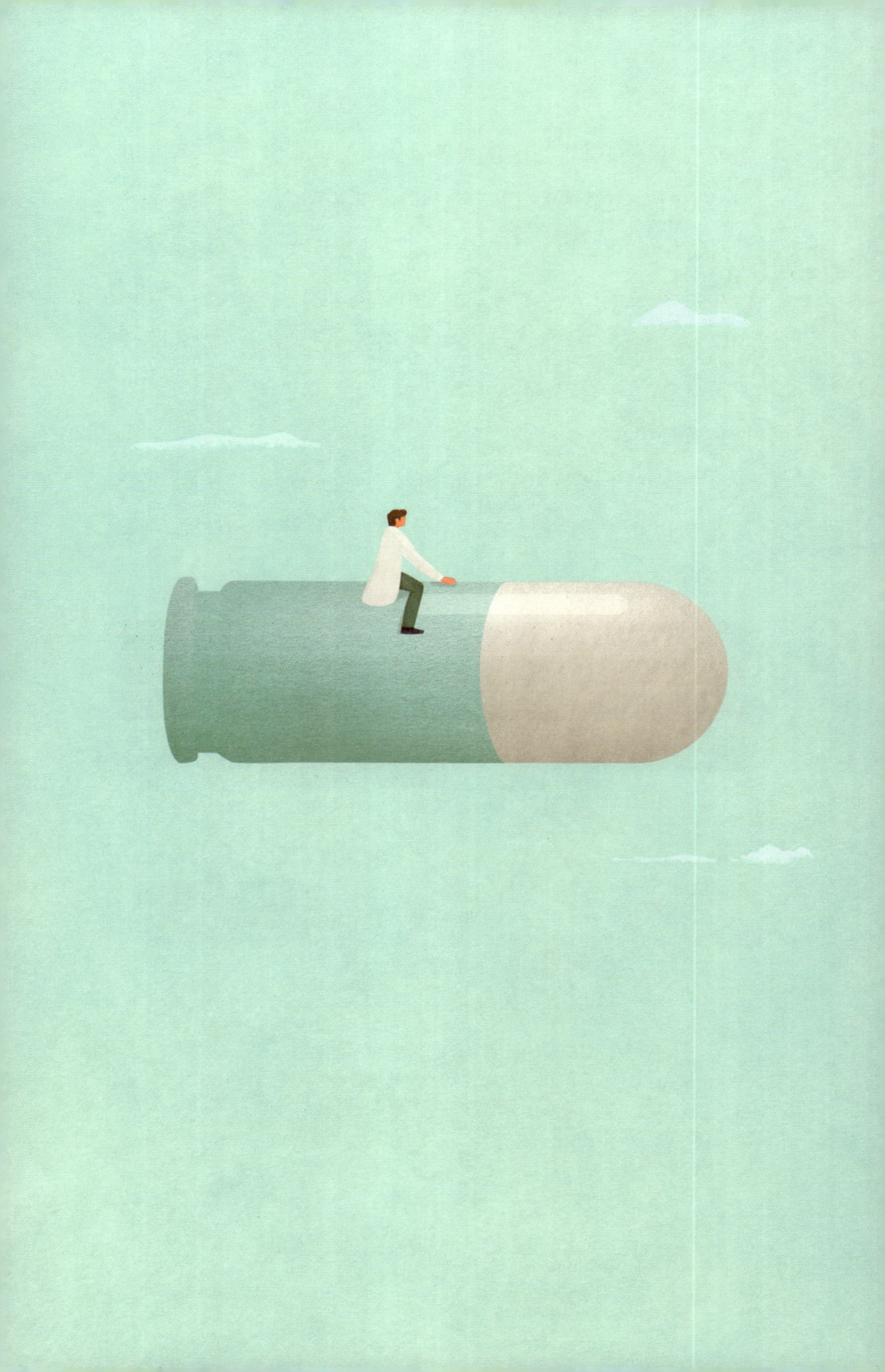

를 공격하는 항암제로 많은 암종에서 사용되고 있지만, 전립선암에서는 아직 치료제로서의 역할이 입증되지 않았다. 하지만 일부 생체표지자, 즉 고빈도 현미부수체 불안정성(Microsatellite Instability-High, MSI-H)/불일치 복구 결함(Mismatch Repair deficient, dMMR) 타입의 전립선암에서는 면역세포에서 PD-1이라는 단백질을 억제하는 펨브롤리주맙(pembrolizumab, 상품명: 키트루다)의 효과가 입증되어 미국 FDA의 승인을 받았다.

전립선암 치료는 암의 진행 단계, 전신 상태, 예후, 치료 목표 등을 고려하여 맞춤형으로 이루어져야 한다. 국소 전립선암에서

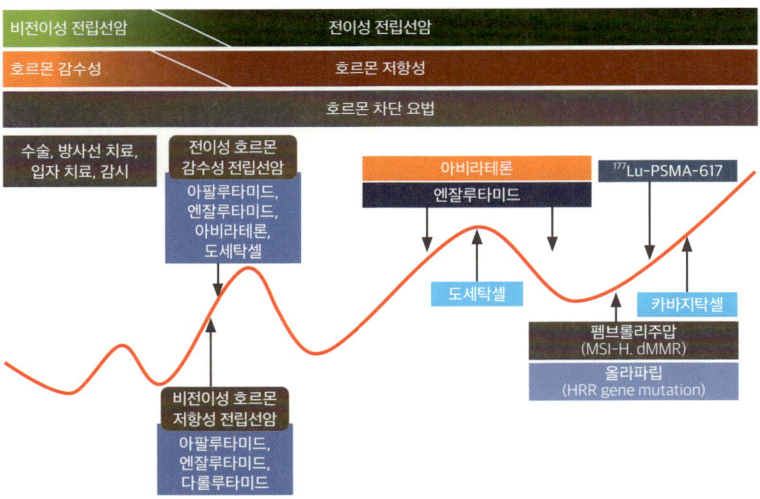

[그림 6-2] 전립선암의 진행 단계와 각 단계별 치료 옵션

(국소암, 전이성 호르몬 민감성 암, 전이성 거세 저항성 암)

출처: Cancer letters 519 (2021) 20-29

는 근치적 수술이나 방사선 치료가 우선 고려되지만, 환자의 나이와 동반 질환, 기대 여명에 따라 호르몬 요법을 병용하거나 단독으로 사용할 수 있다. 전이성 전립선암에서는 먼저 호르몬 박탈 치료로 암을 조절하면서, 필요할 경우에는 도세탁셀이나 아비라테론 등을 추가하는 강화된 호르몬 요법을 시행한다. 이 과정에서 삶의 질 유지를 위한 완화 치료와 부작용 관리도 매우 중요하다.

최근 새로운 치료제들의 도입으로 진행성 전립선암 환자들의 생존 기간이 크게 늘어나고 있다. 하지만 여전히 전립선암은 남성 암사망률 2위를 차지하는 질환으로, 치료 성적 향상을 위한 다학제적 노력이 계속되어야 한다. 최선의 치료 방침 결정을 위해서는 환자와 보호자가 비뇨의학과, 종양내과 전문의와 충분히 상의하는 것이 바람직하며, 이를 통해 근거 중심의 최신 치료를 적용받을 수 있을 것이다.

07

전립선암 치료하는 최신 방사선 치료

위찬우 연세암병원 비뇨기암센터 교수(방사선종양학과)

최서희 연세암병원 교수(방사선종양학과)

방사선 치료란 무엇인가?

방사선 치료는 외과적 수술, 항암약물 치료와 함께 3대 암 치료법 중 하나로, 고에너지 방사선을 인체에 조사하여 암세포를 없애는 방법이다. 정밀한 치료 설계를 통해 암세포에는 집중적으로 방사선을 조사하여 암세포를 파괴하거나 성장을 억제하고, 주변 정상 세포의 피해는 최소한으로 줄이는 데 그 목적이 있다. 방사선 치료에 이용되는 고에너지 방사선으로는 흉부 엑스레이나 CT 촬영에서 사용하는 진단용 X선과 비교했을 때 종류는 같으나 1,000배 이상의 강한 에너지인 치료용 X선이 가장 많이 사용되며, 그 외 감마선, 양성자(Proton), 중입자[Heavy Particle 혹은 Carbon-Ion Radiotherapy(탄소이온 방사선 치료)] 등 다양한 종류의 방사선이 치료에 이용된다. 방사선 치료는 보통 외래 통원 치료로 이루어지며,

1일 수분에서 20~30분 정도가 소요된다. 특히 치료 시 통증이 없고, 정상 장기 기능 보전이 가능하다는 장점이 있다. 방사선 치료는 '방사능 노출'과는 전혀 다르며 치료받는 환자가 주위에 영향을 주지 않으므로 어린아이, 산모 등 주변인과 접촉을 피할 필요 없는 안전한 치료이다.

일반 방사선 치료의 원칙은 분할 치료(fractionation)이다. 방사선 치료는 한 번에 많은 양의 방사선을 조사하면 짧은 기간 안에 간편하게 치료를 완료할 수는 있으나, 방사선 치료 부위 주변의 정상 조직도 동일한 손상을 받기 때문에 부작용이 커지게 된

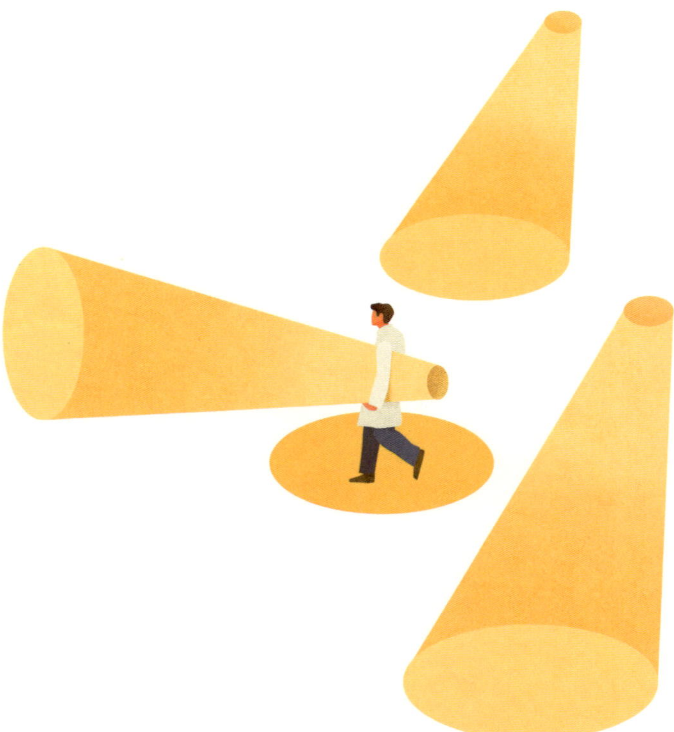

다. 따라서 일반 방사선 치료의 경우 암 치료에 필요한 총 방사선량을 5~8주에 걸쳐 매일 소량씩 나누어 조사하는 분할 치료로 시행된다. 치료 기간이 길어지면 환자는 불편할 수 있지만, 분할 치료 시, 주변 정상 세포는 보호하면서 종양의 파괴는 증가시켜 효율적인 치료가 가능해진다. 다만 종양의 위치나 크기에 따라 통상 분할 치료법보다 치료 기간을 단축시키고 회당 선량을 높인 소분할 치료법(hypofractionation), 극소분할 치료법(ultra-hypofractionation) 등이 더 효과적인 경우도 있다. 전립선암은 통상 분할 치료법에 비해 소분할 혹은 극소분할 치료법 적용이 더 우수한 생물학적 특성을 가진 대표적 암종 중 하나이다.

방사선 치료에는 어떤 종류가 있나?

방사선 치료는 그 전달 방법에 따라 신체 외부로부터 몸 안에 있는 병소 부위에 방사선을 조사하는 '외부방사선 치료(External Beam Radiation Therapy)'와 신체 내부 병소 부위에 동위원소(방사선을 방출하는 물질)를 위치시켜 치료하는 '내부방사선 치료(=근접방사선 치료, Brachytherapy)'로 나뉜다([그림 7-1]). 전립선암 치료 시에는 병기, 환자의 상태 등에 따라 외부방사선 치료 혹은 내부방사선 치료가 시행될 수 있다. 외부방사선 치료는 치료 기계에 환자가 누워 있으면 주변으로 기계가 돌아가며 방사선 발생 기기와 신체의 접촉 없이 신체 외부에서 방사선을 신체 내부의 종양에 조사하는 방식이다. 이와는 달리 내부방사선 치료는 방사선을 방출하는 동위원소

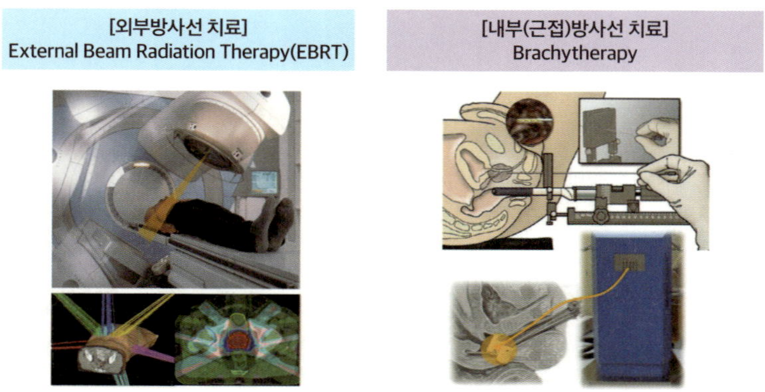

[그림 7-1] 방사선 조사 방식에 따른 방사선 치료법 분류

를 몸속에 일시적 또는 영구적으로 주입하여 치료하는 방법이며, 방사선 물질 또는 기기가 신체와 직접 접촉 또는 근접하여 치료를 하는 방식이다.

외부방사선 치료는 치료 기법에 따라 통상적(2차원) 방사선 치료(2D RT), 3차원 입체조형 방사선 치료(3D CRT), 세기조절 방사선 치료(IMRT), 양성자 치료, 중입자 치료 등으로 나눌 수 있다([그림 7-2]). 또한 최신 방사선 치료 기법 중에는 체부정위 방사선 치료, 호흡연동 방사선 치료, 영상유도 방사선 치료 등이 있다.

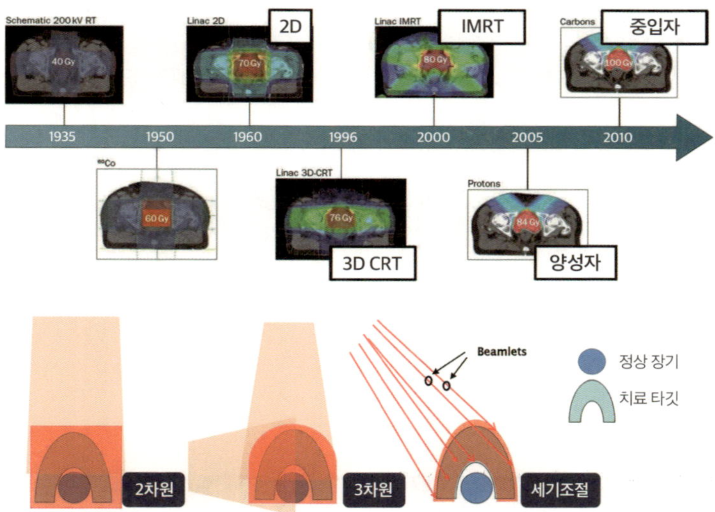

[그림 7-2] 방사선 치료법 종류

3차원 입체조형 방사선 치료(3D CRT)

3차원 입체조형 방사선 치료는 CT 영상을 기반으로 하여 종양 및 주위의 정상 조직을 3차원 입체 영상으로 재구성한 후, 여러 방향에서 종양의 모양대로 치료하는 방사선 치료의 한 방법이다. 방사선 치료기 내에 있는 다엽조준기라는 장치가 종양에 맞춰 방사선이 정밀하게 조사되게 한다.

세기조절 방사선 치료(IMRT)

세기조절 방사선 치료 또한 다엽조준기를 사용한다. 치료 중에 다엽조준기의 일부분이 움직이고, 이를 통해 매우 정밀하게 방사선이 조사되며 치료 영역에 따라 각각 다른 선량을 동시에 조사할 수 있다([그림 7-3]). 특히, 3차원 입체조형 치료보다도 인접 정상 조직을 더욱 안전하게 보호하면서 종양 부위에는 고방사선량 조사가 가능하다는 장점이 있다. 버사(Versa), 토모테라피 장비(Tomotherapy), 사이버나이프(CyberKnife) 등 다양한 기계로 세기조절 방사선 치료를 시행할 수 있다.

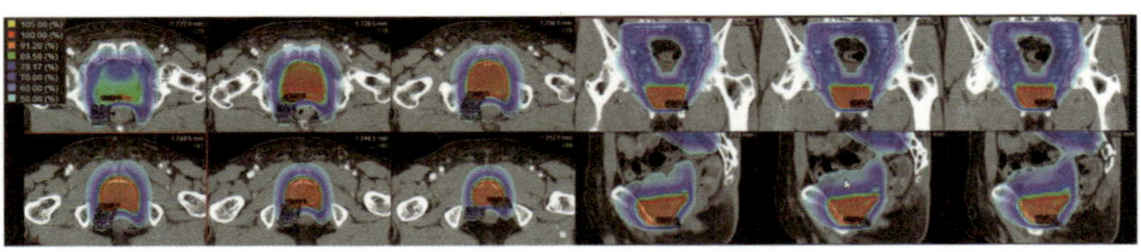

[그림 7-3] 전립선암 세기조절 방사선 치료(IMRT) 예시

양성자 치료(Proton Therapy)

양성자 치료는 일반적인 선형가속 치료 장비가 X선을 사용하는 것과 달리 양성자를 사용한다는 점에서 크게 다른 방사선 치료법이다. 양성자 치료의 기본 원리는 '브래그 피크(Bragg Peak)'에 있다. 브래그 피크는 양성자 빔이 인체 내의 정상 조직을 투과하여 암 조직에 도달했을 때만 막대한 양의 방사선 에너지를 쏟아부어 암세포를 죽이고 그 이후에는 방사선 에너지가 급격히 사라지는 현상으로, 양성자 치료, 탄소이온 치료의 특징적인 현상이다. 브래그 피크를 통해 정상 조직의 손상을 최소화하면서 종양 위치에 높은 방사선량 도달을 가능하게 할 수 있다는 장점이 있다([그림 7-4]).

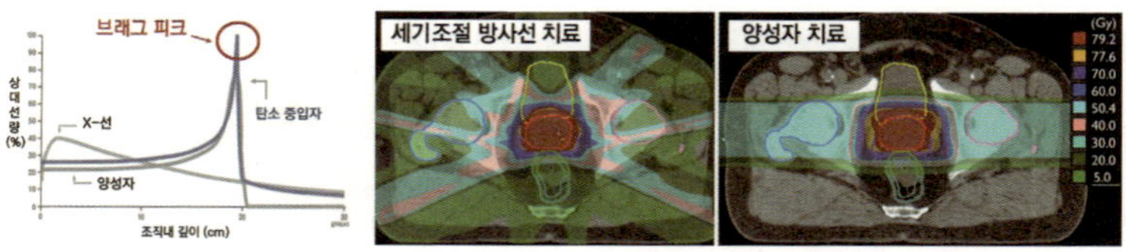

[그림 7-4] 양성자 치료의 물리학적 특성 및 양성자 치료 계획 예시

중(이온)입자 치료(Heavy Ion Particle Therapy)

중(이온)입자 치료(Heavy Ion Therapy, 공식 용어는 탄소이온 방사선 치료)는 앞에서 설명한 양성자 치료와 비슷하게 브래그 피크 특성을 이용하여 정상 조직의 손상을 최소화하면서 종양만 집중적으로 파괴

할 수 있는 치료법이다. 방사선 발생 시 이용하는 가속 입자가 무거울수록 생성되는 방사선의 파괴력도 커지게 되는데, 중입자 치료 시 이용하는 탄소이온은 양성자의 12배 되는 질량을 가지고 있어서 기존 X선이나 양성자 치료에 비해 더 큰 암 치료 효과를 기대할 수 있다.

체부정위 방사선 치료

통상적인 방사선 치료가 수주에 걸쳐 이루어지는 데 비해, 정위 방사선 치료는 극소분할 방사선 치료로, 1회당 조사되는 방사선량을 높여서 총 1~5회 이내의 짧은 기간에 방사선을 조사하는 치료이다. 3차원으로 종양의 위치를 파악할 수 있는 특수 정위 장치를 이용하여 정확한 종양의 위치에서 대량의 방사선을 여러 방향에서 일시에 집중 조사하는 방법이다. 일부 뇌종양을 비롯하여, 폐, 간 등의 체부 종양에 정위 방사선 치료가 다양하게 시행되고 있다. 전립선 부위 치료 시에도 정위 방사선 치료(극소분할 방사선 치료)가 시행될 수 있다. 정위 방사선 치료 적합 여부 및 치료 횟수 등은 방사선종양학과 전문의가 최종적으로 결정한다.

호흡연동 방사선 치료

호흡에 따른 종양의 위치와 방사선 치료기를 실시간으로 상호 연동하여 치료하는 방법으로 호흡에 의한 움직임이 많은 폐,

간과 같은 장기에 있는 종양 치료에 이용되는 최첨단 방사선 치료 기술이다. 종양의 위치를 호흡에 따라 분석하여 종양이 특정한 위치에 도달할 때 방사선을 조사하는 방식으로, 그만큼 방사선 치료 범위를 작게 할 수 있고 종양에는 충분한 양의 방사선을 조사하면서 주위 정상 조직을 보호할 수 있다. 치료 설계, 실제 치료 시 특수 호흡 연동 장치를 사용해야 하는 경우도 있다.

영상유도 방사선 치료

치료 오차를 줄이기 위해 매 방사선 치료 직전, 치료 부위의 영상을 얻고 위치 확인과 교정을 거쳐 방사선 치료가 시행되는 더욱 정밀한 치료 방법이다. 매일 방사선 치료 시작 전, 확인 영상을 촬영한 후 문제가 없는 경우 방사선 치료를 시작한다([그림 7-5]). 선형가속기에 부착된 장비 혹은 치료실에 설치된 X선 투시 장비를 이용하거나 그 외 특수 치료 장비를 이용하여 영상유도 방사선 치료를 시행할 수 있다([그림 7-6]). 이는 치료의 정확도를 높이면서 종양 주위 중요한 장기의 부작용을 최소화하는 데 필수적이다.

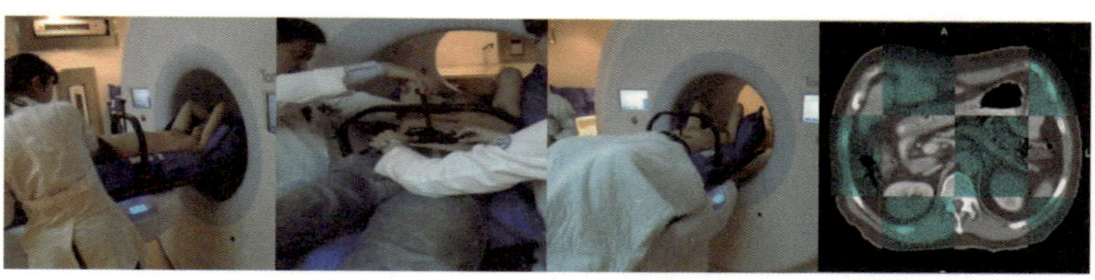

[그림 7-5] 영상유도 방사선 치료 준비 과정

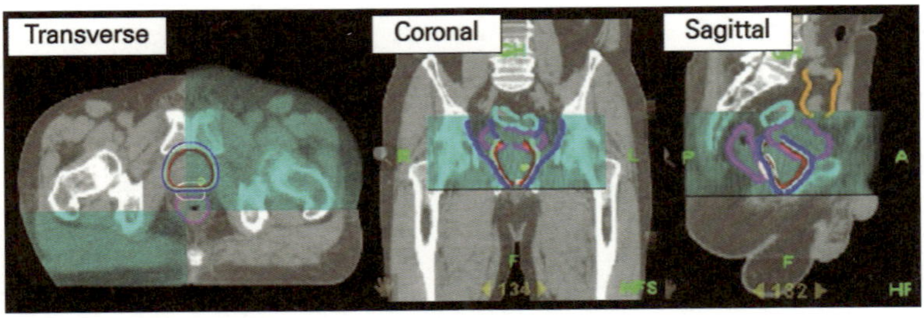

[그림 7-6] 영상유도 방사선 치료 시 Cone Beam CT 영상 예시

방사선 치료는 어떻게 진행되나?

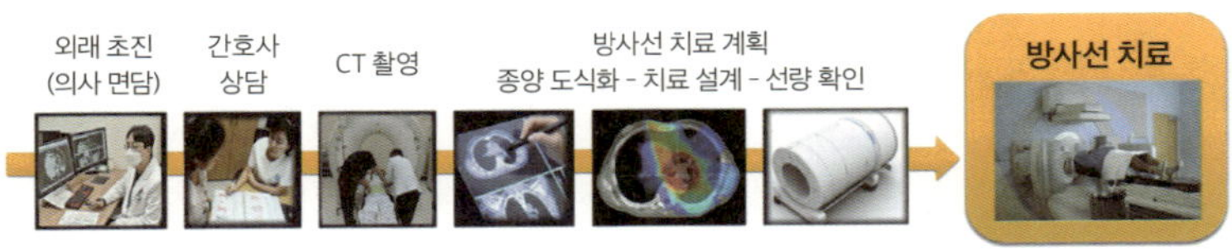

[그림 7-7] 방사선 치료 진행 과정

1. 방사선종양학과 초진

방사선종양학과 담당 교수진의 진찰을 받는다. 담당 의사가 진찰한 후 방사선 치료 시행 여부, 치료 범위, 치료 일정 등 전반적인 사항이 결정되며, 환자는 치료의 목적과 진행 과정, 기대 효과 등에 대해 설명을 듣게 된다.

2. 방사선종양학과 간호사 상담

방사선종양학과 간호사로부터 방사선 치료 과정과 부작용, 치료 전후 주의사항에 대한 설명을 듣는다. 이후에 치료에 대한 동의서를 작성한다.

3. 설계용 CT(Simulation CT) 촬영

방사선 치료 계획을 세우기 위해 방사선종양학과에서는 치료 부위에 대한 설계용 특수 CT를 시행한다. 호흡에 따라 움직이는 장기의 치료 시 호흡 주기에 따른 장기의 움직임도 설계용 CT 영상에서 확인하게 된다. 필요시 움직임을 최소화하기 위해서 고정 장치를 제작한다. 전립선암 방사선 치료를 할 때 일정량의 소변을 참거나 관장을 하는 등의 전처치가 필요할 수 있으며, 직장(rectum) 보호를 위한 직장 풍선을 넣고 CT를 시행하기도 한다.

4. 방사선 치료 계획

방사선종양학과 전문의가 설계용 CT 영상에 치료 부위를 그리고(종양 도식화) 조사할 방사선량 및 치료 횟수를 결정한다. 가장 효과적인 치료를 위해 그림을 3차원으로 재구성하여 방사선 조사 방향을 결정하기도 한다. 실제 종양부, 주변부에 방사선량이 얼마만큼 조사되는지 선량 분포를 확인한다. 또한 계획된 방사선 치료 계획이 정확하고 안전하게 환자에게 시행될 수 있는지, 치료 시작 전 선량 확인/정도관리 과정을 통해 확인한다. 일반적으로 방사선 치료 계획에는 약 3~7일이 소요된다.

5. 치료 부위 확인 및 치료 시작

컴퓨터에서 완성된 치료 설계가 환자의 몸에서 똑같이 재현되는지 확인한다. 치료 시작 전 별도의 병원 내원이 필요한 경우도 있다. 치료는 일주일에 5회(월~금) 받게 되고 대략 5~7주 정도의 치료 기간이 소요되는데, 치료 부위에 따라 차이가 있다. 치료 도중 정상 장기에 들어가는 방사선량을 줄이기 위해 치료 설계를 조정하기도 한다.

6. 방사선 치료 경과 확인

방사선 치료 중 1~2주마다 방사선종양학과 주치의와 외래 면담이 이루어진다. 진행 중인 방사선 치료에 대한 설명을 듣고, 치료 관련 반응이나 부작용 등을 상의하고 필요한 처방을 받을 수 있다. 필요시 혈액 검사, 영상 촬영을 하기도 한다. 일반적으로 치료 기간에는 치료 결과를 알기 어려우며, 계획된 모든 치료가 완료된 지 1~2개월 후 필요한 영상 검사를 통해 치료 결과를 확인해야 한다.

전립선암에서 방사선 치료는 언제 고려할 수 있나?

전립선암 치료 방법에는 수술, 방사선 치료, 호르몬 치료, 항암약물 치료 등이 있다. 이 가운데 한 가지 혹은 여러 가지 조합을 이용하기도 한다. 의료진이 환자의 나이나 건강 상태, 암세포의 병리학적 소견과 암의 병기 등을 충분히 고려하여 해당 환자에게 가장 적절한 치료 방법을 선택한다. 전립선암은 크게 초기 전립선암, 국소진행성 전립선암, 전이성 전립선암으로 나눌 수 있고, 각 경우에 다음과 같이 방사선 치료가 시행된다.

초기 전립선암의 치료

초기 전립선암은 수술이나 방사선 치료 중 한 가지 방법으로 암을 완치시킬 수 있다. 수술이나 방사선 치료 모두 장점과 단점이 있으므로 특정 치료가 우월하다고 결론을 내릴 수는 없다. 그래서 환자의 상태에 따라 환자에게 가장 적합한 치료를 선택하게 된다.

초기 전립선암은 외부방사선 치료와 근접(내부)방사선 치료 모두 고려할 수 있는데, 일부를 제외하고는 모두 외부방사선 치료로 시행한다. 외부방사선 치료는 외래 통원 치료로 주 5회(월~금요일) 매일 시행하며, 통상/소분할 치료 시 보통 5~6주가량 소요된다. 혹은 회당 선량을 높여 극소분할 치료 방식으로 시행하는 경우도 있는데, 이때는 매일 또는 격일로 보통 1~2주가량 소요된다. 환자별 방사선 치료 범위에 따라 치료 기간은 달라질 수 있다. 이는 침습적인 시술 없이 무통증으로 암을 완치시킬 수 있다는 장점이 있다.

근접방사선 치료는 작은 방사선 동위원소(seed)를 전립선에 직접 삽입하여 천천히 방사선을 발생시키는 치료 기법으로 '브라키테라피(Brachytherapy)'라고 한다. 브라키테라피는 전립선 70~80군데에 방사성동위원소를 삽입한 뒤 미량의 방사선이 나오면서 암을 죽이는 치료이다. 일반적으로 수술이나 외부방사선 치료보다 완치율이 높고 요실금, 발기부전 같은 합병증의 비율은 낮은 것으로 알려져 있다. 하지만 모든 환자에게 적용하는 것은 아니다. 일반적으로 T2 이하의 초기 병기, 일정 기준 이하의 글리슨 점수와 PSA 수치, 전립선 부피 50g 이하, 심한 요로폐색 증상이 없을 때(IPSS 15점 이하) 등과 같은 기준에 충족되는 환자에게만 시행하고 있다. 또한 전신 마취를 요하고 약 2박 3일의 입원 치료 기간이 필요하여 담당 방사선종양학과 주치의의 판단에 따라 시행 여부를 결정하게 된다. 본원의 경우는 연세암병원에서 시행하고 있으며, 방사선종양학과 주치의와 관련된 상담을 통해 치료가 진행된다.

국소진행성 전립선암의 치료

국소진행성 전립선암 치료 방법에는 방사선 치료, 호르몬 치료, 수술이 있다. 이 가운데 한 가지를 선택하거나, 이런 치료들을 조합하여 사용할 수 있다. 방사선 치료는 일반적으로 수술 대신 시행하거나(호르몬 치료를 함께 혹은 미리 시행하는 경우도 있다) 수술 후에 시행한다. 수술을 대신하거나 수술 후에 하는 경우 모두 외부방사선 치료로 시행한다. 수술을 대신할 때는 외래 통원 치료로 주 5회(월~금요일) 매일 시행하며, 통상/소분할 치료 시 보통 5~6주가량 소요된다. 혹은 회당 선량을 높여 극소분할 치료 방식으로 시행되는 경우도 있는데 이때는 매일 또는 격일로 보통 1~2주가량 소요된다. 환자별 방사선 치료 범위에 따라 치료 기간이 달라질 수 있다. 수술 후 시행하는 경우는 통상/소분할 치료 방식으로 보통 5주가량 소요된다. 수술 후 방사선 치료 필요 여부 및 치료 범위, 치료 시점은 방사선종양학과 주치의가 결정한다.

전이성 전립선암의 치료

전립선암이 전립선을 벗어나 다른 부위까지 퍼졌을 때는 완치가 쉽지 않다. 하지만 치료를 통해 수년간 암의 진행을 막고 증상을 완화시킬 수 있다. 호르몬 치료, 항암약물 치료가 대부분의 전이성 전립선암 환자에게 주 치료로 시행되며, 환자의 증상 완화를 위해 보조적 수술이나, 방사선 치료를 같이 시행할 수 있다.

방사선 치료는 전립선 부위의 통증이나 뼈 전이 부위의 통증을 완화하기 위해 시행한다. 혹은 전이 개수가 많지 않은 소수 전이성 암에서 원발 전립선 부위와 각 전이 부위에 국소 방사선 치료 추가 시 생존율 향상에 도움을 줄 수 있다.

전립선암에서 방사선 치료 시 발생할 수 있는 부작용은?

급성 부작용

방사선 치료 중 발생하는 부작용은 크게 급성 부작용, 만성 부작용으로 나눌 수 있다. 급성 부작용은 치료 중 1~2개월 이내 발생하는데, 흔하지만 대부분 경미한 증상이며 시간이 지나면 호전된다. 피로, 식욕 부진, 하복부 불편감 등이 가장 흔하고, 일부 환자에게는 치료 기간 중 항문 통증, 설사/변비가 일시적으로 나타날 수도 있다. 또한 골반 영역 방사선 조사 시 인접한 방광에 영향을 미쳐 빈뇨, 잔뇨감 등의 증상이 나타나기도 한다. 증상은 대부분 치료 종료 후 수주일 내에 사라진다. 충분한 양의 수분 섭취, 충분한 휴식이 도움이 되며, 증상이 심하면 주치의와 면담을 통해 적절한 약물을 처방받을 수 있다. 치료 종료 후에도 지속적으로 소변 보기 힘든 증상, 혈뇨, 요실금 등이 발생하면 의료진에게 알려 적절한 치료를 받아야 한다.

만성 부작용

일부 환자는, 치료 과정에서 생긴 부작용이 치료 후에도 좋아지지 않거나 치료가 끝나고 수개월에서 수년 후에 발생하는 경우가 있다. 이를 만성 부작용이라고 한다.

① 발기부전

전립선암에 대한 방사선 치료 후 30~50%에서 발기부전이 생길 수 있다. 이는 호르몬 치료를 병행하는 경우 일반적으로 발생빈도가 더 높아진다. 또한 방사선 치료 이전, 이미 수술을 받았거나 고령일 때는 그 위험도가 더 높아질 수 있다. 브라키테라피 이후 시술 방식에 따라 약간씩 차이가 있을 수 있지만, 5~20%의 환자가 성기능 저하를 경험할 수 있다고 보고되고 있다. 이러한 문제는 방사선 치료 후 바로 발생하지 않고 2~5년 후에 발생하기도 한다.

② 장 및 방광의 만성 부작용

방사선 치료 후에 장 및 방광에 변화가 발생하여 수개월에서 수년 후에 관련 증상이 나타나는 경우가 있다. 혈변, 혈뇨는 장이나 방광의 혈관이 약해져서 소변이나 대변을 볼 때 일부 피가 섞여 나오는 것이다. 혹은 치료 후에 대변을 보기 전에 더 마렵고 참기 힘든 경우도 있고, 아주 드물게 대변을 조절하기 힘든 증상도 발생한다. 드물지만 일부에서는 주위 신경의 손상으로 요실금이 발생할 수도 있다. 하지만 이러한 부작용은 전립선에 대한 일부 절제술(경요도전립선절제술)을 받지 않는 이상 잘 나타나지 않는다. 이러한 증상들이 있을 때는 주저하지 말고 의료진에게 알려서 도움을 받아야 한다.

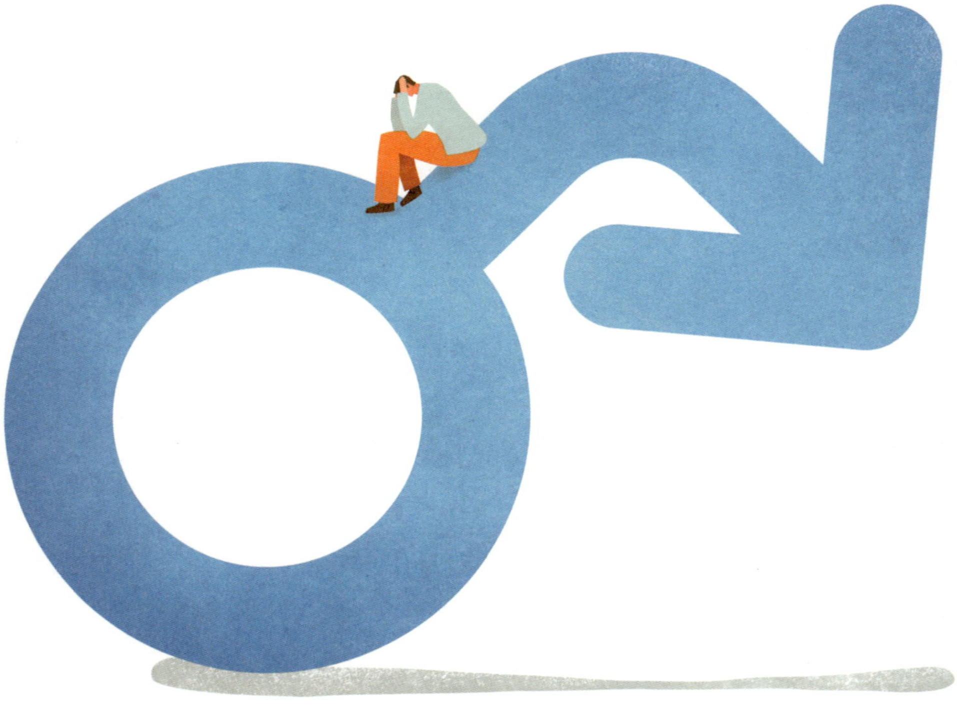

특히 전립선 방사선 치료 후 직장염, 직장출혈, 직장궤양 등 직장 부작용은 외부방사선 치료의 경우 약 10~20%, 브라키테라피 이후 약 5% 정도 발생할 수 있는데 대부분은 특별한 조치 없이 치유된다. 하지만 출혈이 지속되거나 출혈량이 많을 때는 꼭 담당 의료진에게 알려서 관련 검사 및 조치를 받아야 한다. 증상이 없더라도 방사선 치료 후 1~2년 정도가 지나고서 전립선 후방 직장의 앞 벽 부위에 방사선 치료에 따른 변화가 생길 수 있는데, 대장내시경을 할 때 이를 다른 질환으로 오인하고 불필요한 조직 검사를 하거나 검사 정확도가 떨어지는 경우가 있다. 따라서 가급적 치료 후 1~2년 정도는 대장내시경 검사를 미루는 게 좋다. 하지만 대장내시경 검사가 꼭 필요할 때는 방사선종양학과 전문의, 검진의와 상의 후 검사를 받으면 된다.

③ 림프 부종

골반 림프절에 대한 방사선 치료를 하고 나서 다리나 생식기 쪽으로 부종이 발생할 수도 있다. 고선량이 조사되었거나 동일 부위에 여러 번 방사선 치료를 받은 경우 발생 확률이 올라가게 된다.

08

연세암병원이 시작한 전립선암 중입자 치료

금웅섭 연세암병원 비뇨기암센터 교수(방사선종양학과)

이익재 연세암병원 비뇨기암센터 교수(방사선종양학과)

중입자 치료란 무엇인가?

중(이온)입자 치료(Heavy Ion Therapy, 공식 용어: 탄소이온 방사선 치료)는 탄소 이온을 거대한 입자가속기에 주입하여 빛의 70~80%까지 가속시킨 후 암 조직을 핀 포인트로 정밀 조준하여 사멸시키면서 주변 정상 세포의 손상은 최소화하는 최첨단 암 치료 기술이다. 기존 방사선 치료에 사용되는 X선이나 감마선과 같은 '광자선(Photon)'은 무게가 없는 전자기파의 일종이며 양성자(Proton) 치료는 무게 1의 수소 원자를 가속시켜 환자 치료에 이용하는 것을 말한다. 중입자(Carbon Ions) 치료는 일반적으로 무게 12의 무거운 탄소 입자를 가속시켜 환자 치료에 이용하는 것을 말한다. 또한 광자는 전하가 없는 특성을 가지지만, 양성자와 탄소 입자는 전자와 비교했을 때 각각 +1, +6의 전하를 띠고 있다. 이러한 기본 입자의 차이는 실제 치료에서 기존 방사선 치료와 다른 물리학적, 생물학적 특성으로 나타나게 된다.

광자선은 에너지가 통과하는 경로상의 생체조직에도 연속적으로 흡수되어, 도달하는 과정에서 암세포 이외의 인접 정상 세포에도 손상을 줄 수 있고 피부 속으로 깊이 들어갈수록 강도가 약화되어 암 조직에 도달하는 방사선량이 충분하지 못한 경우가 있었다. 그에 비해 양성자선과 중입자선은 몸의 표면에서는 방사선량이 적고, 일정 깊이(몸속 암 조직 위치)에서는 방사선량이 최대가 되는 특성, 즉 브래그 피크(Bragg Peak) 특성을 지니고 있다. 양성자, 중입자선을 이용해 브래그 피크가 나타나는 깊이에 종양이 위치하도록 에너지를 조절하여 조사하면, 정상 조직에는 소량의 방사선량이 흡수되어 방사선으로 인한 후유증을 최소화하면서 종양에는 고선량의 방사선이 흡수되게 함으로써 치료 효과를 극

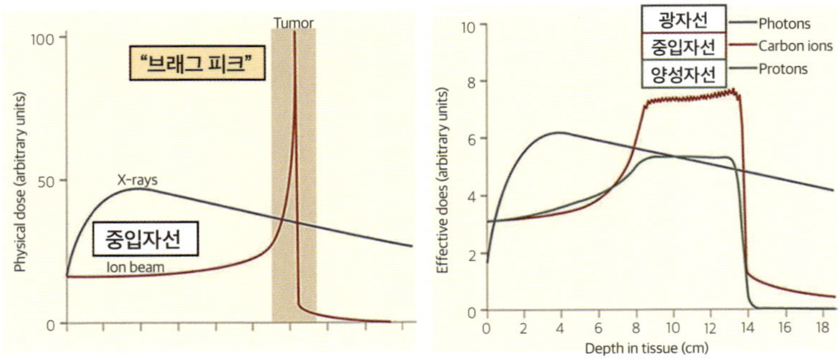

[그림 8-1] 기존 방사선(광자선)과 양성자선, 중입자선의 물리학적 특성 비교

대화할 수 있다([그림 8-1]).

방사선 발생 시 이용하는 가속 입자가 무거울수록 동일 선량 대비 방사선 파괴력이 커지게 된다. 이는 동일 선량의 에너지가 흡수되어도 체내에서 미치는 생물학적 효과량(Relative Biological Effectiveness, RBE)이 커지고, 유발되는 DNA 손상 정도가 더 많아져 선형 에너지 전달량(Linear Energy Transfer, LET)이 커지는 특성으로

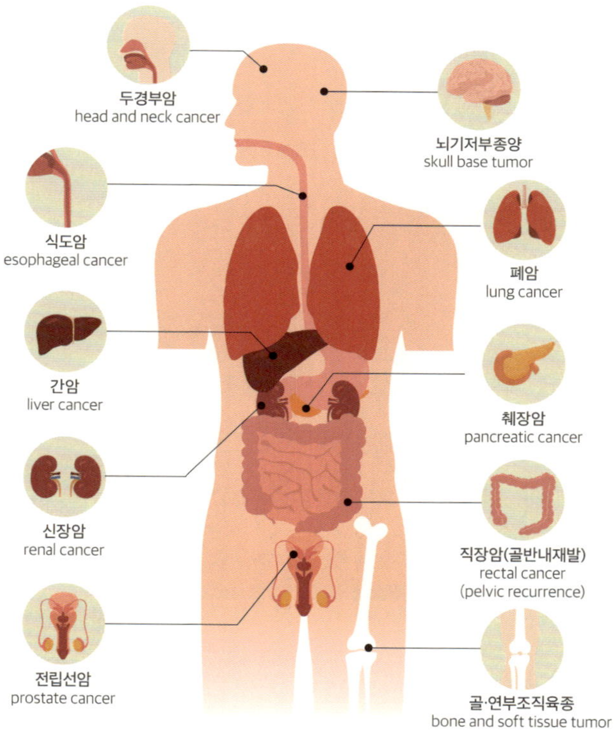

[그림 8-2] 중입자 치료 대상 암종

나타나게 된다. 중입자 치료에 이용하는 탄소이온의 질량이 기존 방사선 치료나 양성자 치료보다 월등히 크기 때문에 기존 치료에 비해 더욱 큰 암 살상 효과를 기대할 수 있다. 또한 일반적으로 방사선에 의한 DNA 손상 유발을 위해서는 산소가 필요한데, 중입자 치료는 기존 방사선 치료보다 산소 의존도가 낮아 방사선 저항성(저산소성) 종양 제어에 더욱더 효과적이다. 중입자 치료는 거의 모든 암종에서 유용하고 안전하게 쓰일 수 있으며, 특히 정상 조직의 보호가 매우 중요한 재방사선 치료(reirradiation), 복부 종양이나 골육종, 신장암, 척삭종 등 방사선 저항성 암종에서 기존 방사선 치료보다 더욱 그 효과를 기대할 수 있다([그림 8-2]).

중입자 치료의 역사

1973년 미국의 버클리(Berkeley) 연구소에서 네온을 이용한 중입자 치료가 처음 환자에게 시행되었다. 탄소이온을 이용한 중입자 치료는 1977년에 처음으로 시행되었다. 이후 많은 연구가 진행되었지만 보편적으로 시행되지 못했고, 1993년 버클리 연구소의 운영이 중단되었다. 하지만 1994년 일본 치바의 국립방사선과학연구소(NIRS), 1997년 독일의 국립중이온연구소(GSI)에 중입자 치료기가 설치되었다. 그리고 최근까지 일본을 중심으로 다양한 임상연구 데이터를 통해 암, 특히 난치 암에서 중입자 치료의 효과가 입증되고 있다. 이에 힘입어 일본에 총 7곳, 독일 2곳, 중국 3곳, 이탈리아, 오스트리아, 대만 각 1곳에 중입자치료센터가 설립되었다. 2023년 4월 국내 최초, 전 세계 16번째로 연세의료원이 중입자 치료기를 도입한 후 본격적인 중입자 치료가 시작되었다.

연세암병원의 중입자 치료

중입자 치료기는 현재까지 전 세계 약 15곳에 설치되어 있고, 2023년 4월 연세암병원에 16번째 중입자치료센터가 개소했다. 지금까지 국내에 양성자치료센터는 2곳이 있었으나 중입자치료센터는 국내 최초이다. 또한 지금까지 전 세계적으로 중입자치료센터 치료 방식은 고정빔 조사 방식(Fixed Beam Treatment)이었다. 이는 빔이 나오는 곳이 고정되어 있고 빔 각도 조절이 어려워서 치료에 필요한 각도에 맞추어 환자의 몸을 기울여야 한다는 불편함이 있었다. 그에 비해 회전형 갠트리(Gantry) 조사 방식을 이용하면 360도 회전 방식을 통해 모든 각도에서 빔 조사를 할 수 있어 좀 더 정밀한 치료가 가능하며, 치료 시간 단축뿐 아니라 환자의 편의도를 높일 수 있다.

연세암병원에 도입된 중입자 치료기는 전 세계 최초로 2개의 갠트리 치료실(Double Gantry System)과 1개의 고정빔 치료실로 구성되어 있다. 또한 실시간 영상유도 중입자 치료 기술과 초고속·고정밀 에너지 조절 시스템, 초고속 3D 리스캐닝 치료 기술 등 첨단 기술도 적용되어 있다. 현재 연세암병원에서는 전립선암 중입자 치료를 시작으로 2023년 말 회전형 갠트리 치료기기 도입 후 점차 적용 암종을 확대할 예정이다([그림 8-3], [그림 8-4], [그림 8-5]).

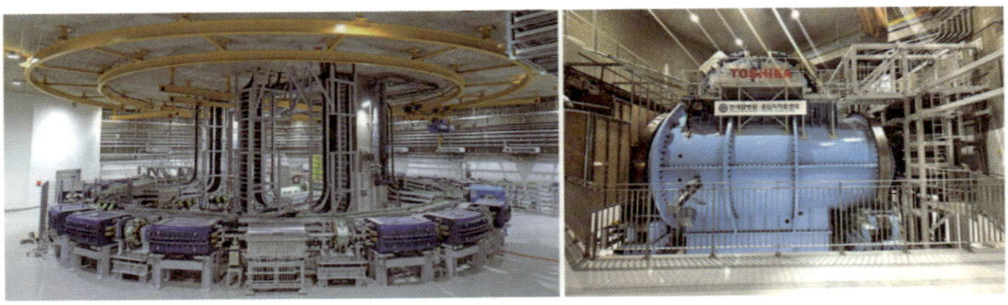

[그림 8-3] 연세암병원 중입자치료센터에 설치된 중입자 가속기와 갠트리

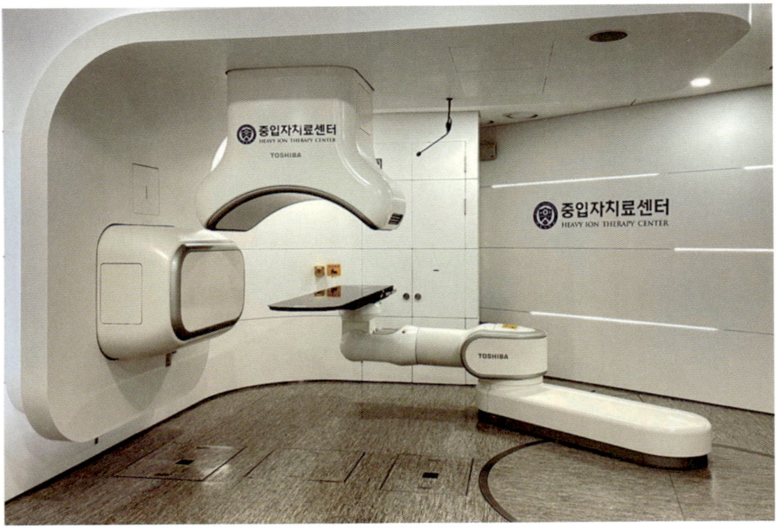

[그림 8-4] 연세암병원 중입자치료센터의 고정빔 치료실 전경

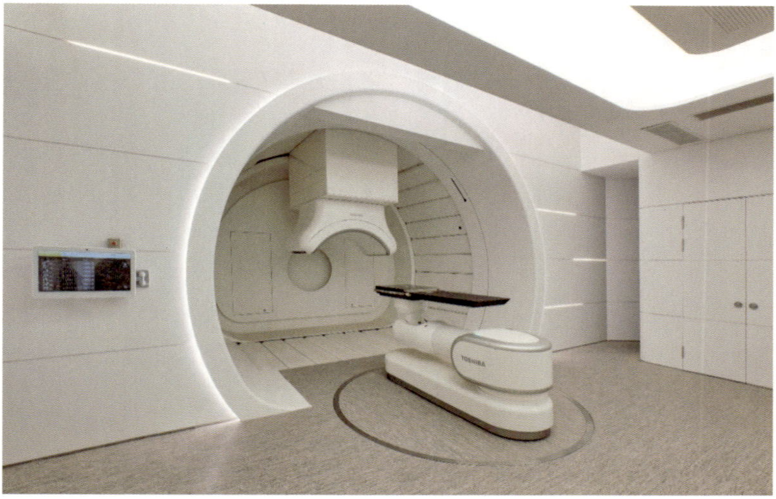

[그림 8-5] 연세암병원 중입자치료센터의 회전형 갠트리 치료실 전경

중입자 치료의 장점은?

대부분의 암종에 적용 가능한 치료법이다

중입자 치료로 수술이나 방사선 치료 등 기존의 방법으로 치료가 어려웠던 암종을 치료할 수 있게 되었다. 현재 대상 암종을 늘리기 위한 연구가 계속 진행되고 있고, 치료 가능한 암종은 지속적으로 늘어날 것으로 기대된다.

하지만 중입자 치료기가 '꿈의 암 치료기'라고 해서 모든 암종에 적용 가능한 것은 아니다. 일반적으로 수술이나 방사선 치료 자체가 가능한 암의 치료만 가능하다. 방사선 치료가 가능하지 않은 진행 암이나 암세포가 혈액을 타고 움직이는 혈액암에는 일반 방사선 치료가 제한적인 것과 마찬가지로, 이는 중입자 치료의 일반적인 적용 대상이 아니다.

부작용이 현저히 적은 치료법이다

중입자선은 몸의 표면에서는 방사선량이 적고, 몸속 암 조직에서는 방사선량이 최대가 되는 '브래그 피크'라는 특성이 있다. 여기에 가속기를 이용해 에너지를 조절하고 암세포가 있는 부분에서 입자가 멈추도록 조절하면 정상 세포에는 큰 영향이 없어 치료 부작용이 현저히 적어진다.

<표 8-1> 전립선암 탄소이온 중입자 치료 5년 생화학적 무재발 생존율 및 부작용 빈도 결과

연구 (연도)	환자수 (명)	중입자 치료 선량/횟수	위험군	5년 생화학적 무재발 생존율 (%)	만성 부작용
Ischikawa (Int J Urol. 2012)	927	63-66 GyE/20 fx 57.6 GyE/16 fx	저위험	90	3등급 이상 부작용: 0.1% (2등급 소화기: 1.6% 2등급 비뇨기: 6.1%)
			중등도위험	97	
			고위험	88	
Nomiya (Radiother Oncol. 2016)	2,157	63-66 GyE/20 fx 57.6 GyE/16 fx 51.6 GyE/12 fx	저위험	92	3등급 이상 부작용: 0% (2등급 소화기: 0.4% 2등급 비뇨기: 4.6%)
			중등도위험	89	
			고위험	92	
Sato (Cancer Sci. 2021)	256	51.6 GyE/12 fx (2024년 현재 국내 표준선량)	저위험	95	3등급 이상 부작용: 0% (2등급 소화기: 0.4% 2등급 비뇨기: 6.3%)
			중등도위험	91	
			고위험	91	

치료 기간이 짧아 환자 편의성이 높은 치료법이다

기존 방사선 치료에서는 평균 25차례 치료를 시행해 기간이 한 달 정도 소요되었지만, 중입자 치료는 평균 12차례 치료를 시행한다(전립선암의 경우). 이로 인해 환자들의 편의성이 더 높아질 수 있다. 전립선암뿐 아니라 다른 암종에서도 1회당 방사선 조사량을 높이는 소분할/극소분할 치료 방식으로 기존 방사선 치료 대비 치료 기간을 단축할 수 있다. 중입자 치료는 암종마다 치료 횟수가 다르지만 짧게는 4번에서 길게는 20번으로 끝나고 있으며, 부위에 따라 4회 이하로 치료 기간이 더 짧아질 수도 있다.

중입자 치료 과정

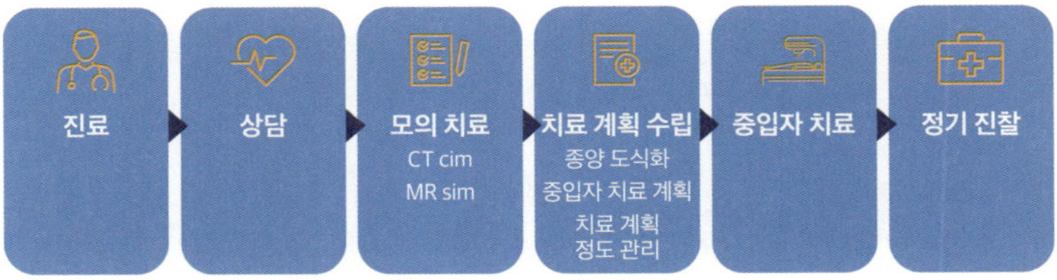

[그림 8-6] 중입자 치료 진행 과정

1. 방사선종양학과 초진

방사선종양학과 담당 교수진의 진찰을 받는다. 담당 의사의 진찰 후 중입자 치료 시행 여부, 치료 범위, 치료 일정 등 전반적인 사항이 결정되며, 환자는 치료의 목적과 진행 과정, 기대 효과 등에 대해 설명을 듣게 된다.

2. 방사선종양학과 간호사 상담

방사선종양학과 간호사로부터 중입자 치료 과정과 부작용, 치료 전후 주의사항에 대한 설명을 듣는다. 이후에 치료에 대한 동의서를 작성한다.

3. SpaceOAR 하이드로겔 삽입 및 전립선 표지자 삽입 시술

전립선암 중입자 치료 시, 치료 정확도 향상과 부작용 최소화를 위해 본격적인 치료 준비 시작 전 SpaceOAR 하이드로겔 삽입 및 전립선 표지자(Fiducial Marker) 삽입 시술이 필요할 수 있다.

• SpaceOAR 하이드로겔 삽입 시술

SpaceOAR 주입 시술의 목적은 무엇인가?

전립선암 환자에서 종양을 직접 조준하는 치료는 근치적 수술, 방사선 치료, 중입자 치료 등이 있다. 전립선은 직장에 맞닿아 있어 암 치료를 위한 고용량의 방사선 조사 시 인접한 직장에도 영향을 주어 직장 출혈, 혈변 및 만성염증 등의 부작용이 발생할 위험이 있다. 따라서 본 시술은 전립선암 방사선 치료나 중입자 치료 시 발생할 수 있는 직장 부작용을 최소화하기 위해 전립선과 직장 사이에 '방사선 장해 방어용 기구'인 SpaceOAR 하이드로겔을 주입하여 일시적 공간을 만드는 시술이다([그림 8-7]).

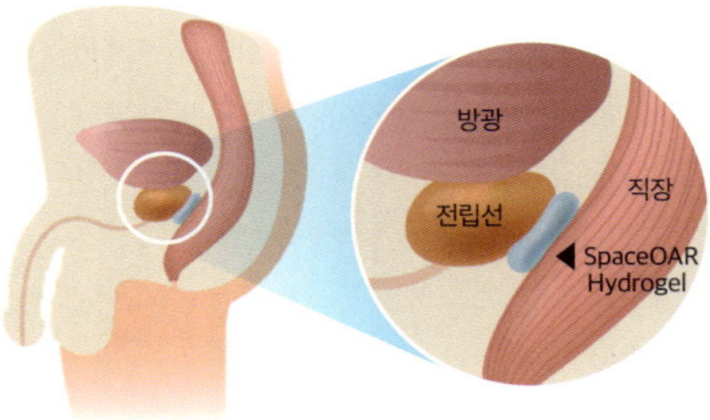

[그림 8-7] SpaceOAR 삽입 부위

SpaceOAR은 무엇인가?

SpaceOAR 하이드로겔은 생체 흡수성 의료기기로, 직장에 조사되는 방사선량을 줄여 장기 손상 및 관련 합병증을 감소시킬 수 있다. SpaceOAR 하이드로겔 성분은 대부분 물로 이루어져 있고, 삽입 후 3개월 정도 유지되다가 서서히 몸속에서 흡수되고 생분해되어 6개월 이후 보통 소실된다.

SpaceOAR 삽입 시술은 어떻게 시행되나?

SpaceOAR 하이드로겔은 국소 마취 또는 척수, 전신 마취 후 주사기 바늘을 회음부로 넣어 삽입한다. 정확한 시술을 위해 직장으로 초음파 프로브를 삽입하여 초음파 화면을 보면서 바늘의 위치를 확인한다. 회음부로 삽입한 주삿바늘을 통해 식염수를 주입하여 전립선과 직장 사이에 작은 공간을 생성하고, 생성된 공간에 SpaceOAR 용액을 주입한다. 용액이 반고체화되는 과정을 관찰하면서 하이드로겔이 계획된 위치와 모양으로 생성되었는지 확인 후 시술을 마무리한다. 필요시 중입자 치료 정확도 향상을 위해 전립선 표지자도 삽입될 수 있다. 시술 시간은 30분 정도 소요되나 개개인의 전립선 모양, 직장 등 주변 장기의 해부학적 위치 등에 따라 달라질 수 있다. 당일 입원 또는 1박 2일 입원 기간이 필요할 수 있다.

SpaceOAR 삽입 후 부작용은?

SpaceOAR 하이드로겔 관련 보고된 부작용은 시술 1,000건에 0.6건 정도로 매우 드문 수준이다. 시술 후 잠재적으로 발생할 수 있는 부작용은 국소 염증반응, 감염, 요정체, 점막 손상, 궤양, 출혈, 변비, 절박뇨, 알레르기 반응, 색전증, 누공, 천공, 실신 등이 있다.

SpaceOAR 삽입 후 주의사항은?

SpaceOAR 삽입 후 일시적으로 국소 마취 주사 부위와 삽입부에 통증을 느낄 수 있고, 약간의 묵직함을 느낄 수 있으나 전반적으로 오래 지속되는 큰 불편은 없다. 대개 증상이 생겨도 심각한 문제가 생기지 않지만, 증상을 빨리 없애고 또한 증상을 예방하기 위해서 다음의 주의사항을 지키는 것이 좋다.

시술 직후에는 활동을 자제하고 휴식을 취하며 수분을 충분히 섭취하도록 한다. 미온수를 받아 약 2~3분간 음낭과 항문 부위에 좌욕을 시행하는 게 도움이 될 수 있다. 2~3일은 딱딱한 부위에 오래 앉아 있거나 모서리에 걸터앉는 등 회음부에 큰 압력이 가해지지 않도록 한다. 삽입술 이후, 안내받은 고정기구 제작 및 설계용 CT/MRI 일정에 맞춰 내원하면 된다.

• 전립선 표지자 삽입 시술

전립선 표지자 삽입 시술은 무엇인가?

전립선 표지자 삽입술이란 특수 기구를 사용하여 전립선 내에 표지자를 삽입하는 시술이다. 표지자 삽입 시 체부 정위적 방사선 치료, 중입자 치료 등을 더욱 정확하게 시행할 수 있다. 전립선 방사선 치료 시 치료 자세 및 직장, 방광의 용적에 따라 전립선 위치에 변화가 있을 수 있으며 치료 중 전립선의 체적도 변화가 있을 수 있다. 따라서 치료의 정확도 향상을 위해 치료 시작 전, 경직장 초음파를 이용하여 전립선 내에 2개의 표지자(fiducial marker)를 삽입한다. 매 치료 전 영상유도 장치를 통해 표지자의 위치를 확인한 후 좌표 오차를 보정하여 계획한 선량을 치료 부위에 정확히 전달한다.

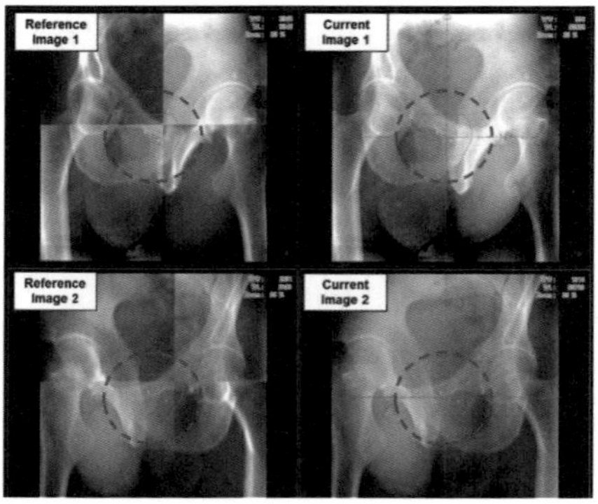

[그림 8-8] 삽입한 표지자를 이용한 영상유도 치료

전립선 표지자 삽입 시술은 어떻게 시행되나?

전립선 표지자는 국소 마취 후 주사기 바늘을 회음부로 넣어 삽입한다. 정확한 시술을 위해 직장으로 초음파 프로브를 삽입하여 초음파 화면을 보면서 전립선 상태와 바늘의 위치를 확인한다. 시술시간은 약 20~30분 소요되며 보통 SpaceOAR 삽입 시술 시 함께 시행된다.

전립선 표지자 삽입 후 부작용은?

혈뇨, 혈변, 발열, 오한, 배뇨 곤란, 뇨정체, 배뇨통, 골반 통증, 혈정액증 등의 증상이 생길 수 있다. 대개는 3~7일 정도면 상기 증상이 사라지나 길면 2주 정도까지 증상이 지속될 수 있다. 드물지만 시술 부위의 염증 및 이로 인한 패혈증 등이 발생하여 입원 및 추가 치료(정맥 항생제 투여, 치골 상부 방광루 유치술) 등이 필요한 경우도 있다.

전립선 표지자 삽입 후 주의사항은?

대개는 증상이 생겨도 심각한 문제가 생기지 않지만 이른 증상 소실과 증상 예방을 위해 다음의 주의사항을 지키는 것이 좋다.

시술 직후에는 활동을 자제하고 휴식을 취하는 것이 좋으며, 수분을 충분히 섭취하도록 한다. 미온수를 받아 약 2~3분간 음낭과 항문 부위에 좌욕을 시행하는 것이 도움이 될 수 있다. 2~3일은 딱딱한 부위에 오래 앉아 있거나 모서리에 걸터 앉는 등 회음부에 큰 압력이 가해지지 않도록 한다. 삽입술 이후, 안내 받은 고정기구 제작 및 설계용 CT/MRI 일정에 맞춰 내원하면 된다.

4. 설계용 CT(Simulation CT) 및 MRI(Simulation MRI) 촬영

치료 계획을 세우기 위해 방사선종양학과 내에서, 치료 부위에 대한 설계용 특수 CT 및 MRI를 시행하게 된다. 중입자 치료 시에는 일반 방사선 치료보다 더욱 정교한 전신 고정기구가 필요하며, 정확한 치료를 위해 한층 복잡한 치료 준비 과정을 거쳐야 한다. 움직임을 최소화하고 매 치료 시 환자의 자세를 동일하게 유지하기 위해, 영상 촬영 전 고정기구 제작 과정이 시행된다. 고정기구 제작과 설계용 CT 영상 촬영 후 동일한 자세로 치료 부위에 대한 설계용 MRI 영상을 촬영하게 된다. 전립선 치료 시 일정량의 소변을 참거나(약 2시간) 변 완화제 복용, 관장 등의 전처치가 필요할 수 있다.

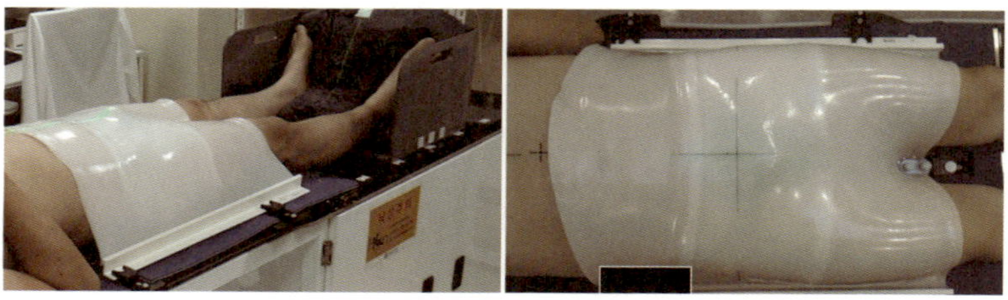

[그림 8-9] 전립선암 중입자 치료 시 고정기구 제작 예시

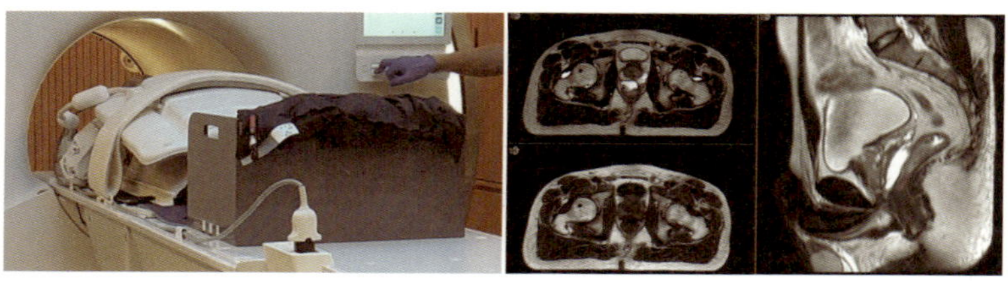

[그림 8-10] 전립선암 중입자 치료 시 설계용 MRI 영상 촬영

5. 방사선 치료 계획

방사선종양학과 전문의가 설계용 MRI 영상을 확인하여 설계용 CT 영상에 치료 부위를 그리고(종양 도식화), 조사할 방사선량과 치료 횟수를 결정한다. 가장 효과적인 치료를 위해 그림을 3차원으로 재구성하여 방사선 조사 방향을 결정하기도 한다. 실제 종

양부, 주변부에 방사선량이 얼마만큼 조사되는지 선량 분포를 확인한다. 치료 계획 수립 후, 계획된 방사선 치료 계획이 정확하고 안전하게 환자에게 시행될 수 있는지 확인을 위해 실제 치료 전 '팬텀'이라는 가상 인형에 중입자 치료 빔을 조사하고 확인하는 과정을 거친다. 중입자 치료 계획에는 일반적으로 약 1~2주 정도 시간이 소요된다.

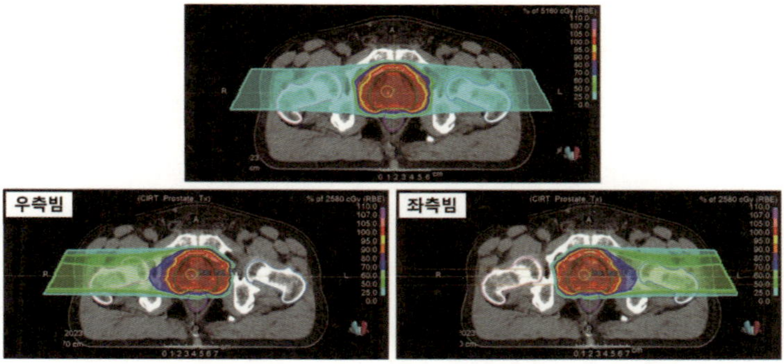

[그림 8-11] 전립선 중입자 치료 계획 예시

6. 중입자 치료 시행

계획된 대로 중입자 치료가 진행되며 치료 시간은 1회당 20~30분이다. 실질적으로 중입자 치료 빔이 나가는 시간은 2~3분 정도이며, 대부분 자세를 잡고 준비를 하는 데 시간이 소요된다. 전립선 중입자 치료는 총 12회 시행되는데, 화~금요일까지 매일 1회씩 치료를 받게 된다. 고정 빔을 이용한 전립선 중입자 치료 시 1회 치료에 한 방향의 빔씩, 매일 교대로 치료가 시행된다. 이때 치료 횟수와 시간은 환자 개인별로 차이가 있을 수 있다. 매 치료는 설계용 영상 촬영할 때와 동일한 고정기구 착용, 소변 참기 후에 진행된다. 치료 전 방광 초음파를 통해 소변량을 확인한 후 치료에 적절한 상태라고 판단되면 치료를 시행한다. 치료 중 경과 확인을 위한 CT 영상 촬영이나 설계 변경 과정이 추가될 수 있다.

치료 중 1~2주마다 방사선종양학과 주치의와 외래 면담이 이루어진다. 진행 중인 중입자 치료에 대한 설명을 듣고, 치료 관련 반응이나 부작용 등을 상의하고 필요한 처방을 받을 수 있다. 필요시 혈액 검사, 영상 촬영을 하기도 한다. 일반적으로 치료 기간에는 치료 결과를 알기 어려우며, 계획된 모든 치료의 완료 1~2개월 후 필요한 영상 검사를 통해 치료 결과를 확인해야 한다.

전립선암 중입자 치료 시 발생할 수 있는 부작용은?

하복부에 중입자 치료를 했을 때 치료받는 부위에 영향을 주어 부작용이 나타날 수 있다. 전신적으로 작용하는 항암약물 치료와 달리 중입자 치료는 국소 치료로 치료 부위에만 효과와 부작용이 나타난다. 부작용은 중입자 치료의 선량 및 치료 기간에 따라 다를 수 있으며, 항암약물 치료를 병행한 경우 더 심하게 나타

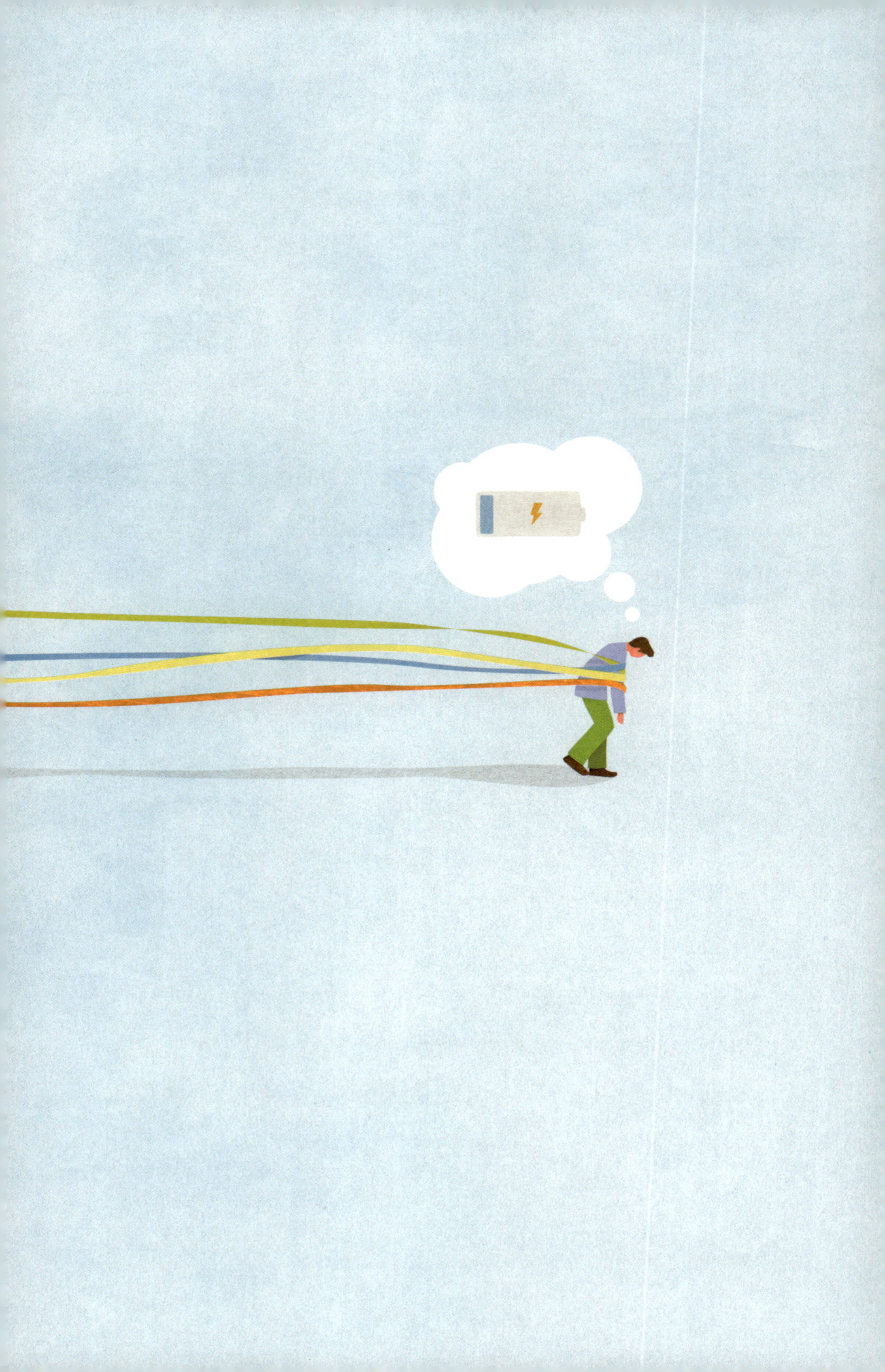

날 수 있다.

1. 일반적인 부작용

• 피로감

중입자 치료가 시작되면서 피로감과 쇠약감을 느낄 수 있다. 이러한 증상은 빈혈, 식욕 부진, 활동 부족, 우울, 불안 등이 복합적으로 작용해서 나타나는 것이다.

- 수면 시간을 늘리고 낮잠을 자는 등 휴식을 충분히 취한다.
- 매일 15~30분 정도의 가벼운 운동(스트레칭, 요가, 걷기 등)을 통해 체력을 유지한다.
- 소화하기 쉬운 영양식을 섭취한다.

• 피부 변화

중입자 치료를 하고 나서 피부 변화가 생길 수 있다. 하지만 이러한 피부 손상은 치료 부위에만 일어나고, 치료 이외의 부위에는 나타나지 않는다. 피부의 건조, 붉어짐, 착색, 가려움 등이 있을 수 있으나 이러한 증상은 일반적인 방사선 치료에 비해 가볍게 나타난다.

전립선 중입자 치료의 경우, 방사선 빔의 조사 방향에 따라 방사선이 들어가는 부위(양쪽 골반)에 피부 변화, 착색 등이 일시적으로 나타날 수 있다. 치료 종료 후에도 피부 착색이 다소 지속될 수 있지만 대부분 시간이 지날수록 점차 원래 피부로 돌아오게 된다.

- 치료 부위의 피부를 긁거나 문지르지 않는다.
- 치료 부위의 피부에 뜨거운 찜질, 얼음찜질, 뜨거운 광선 조사 등 과도한 자극을 피한다.
- 강한 직사광선에 오랜 시간 치료 부위의 피부가 노출되지 않도록 주의한다.
- 치료 부위 피부를 꽉 조이는 옷은 피하고, 가능한 한 면 소재의 헐렁한 옷을 입는다.
- 치료 부위의 피부는 면도하지 말고 필요시에는 전기면도기를 사용한다.
- 치료 부위의 피부에는 반창고, 테이프, 파스 등을 붙이지 않는다.
- 치료 부위에 바르는 로션이나 크림 등의 보습제는 담당 의사와 상의 후 처방받아 사용한다.
- 보습제를 처방받았으면 치료 첫날부터 매일 1회 치료 부위에 얇게 바른다(치료 직전에는 바르지 않는다).
- 미지근한 물로 씻고, 때를 미는 등의 과한 자극은 피한다. 부드러운 수건을 사용하며 필요한 경우 순한 비누를 사용한다(뜨거운 통목욕, 반신욕, 온천, 찜질, 사우나 금지)
- 목욕을 하면 안 되나?
  치료 기간에는 목욕을 하지 않는 게 정밀한 치료에 도움이 된다. 이는 몸에 표시된 선을 치료가 끝날 때까지 유지하기 위해서이므로 매우 주의를 요한다. 부드러운 물수건으로 몸에 표시된 선을 피

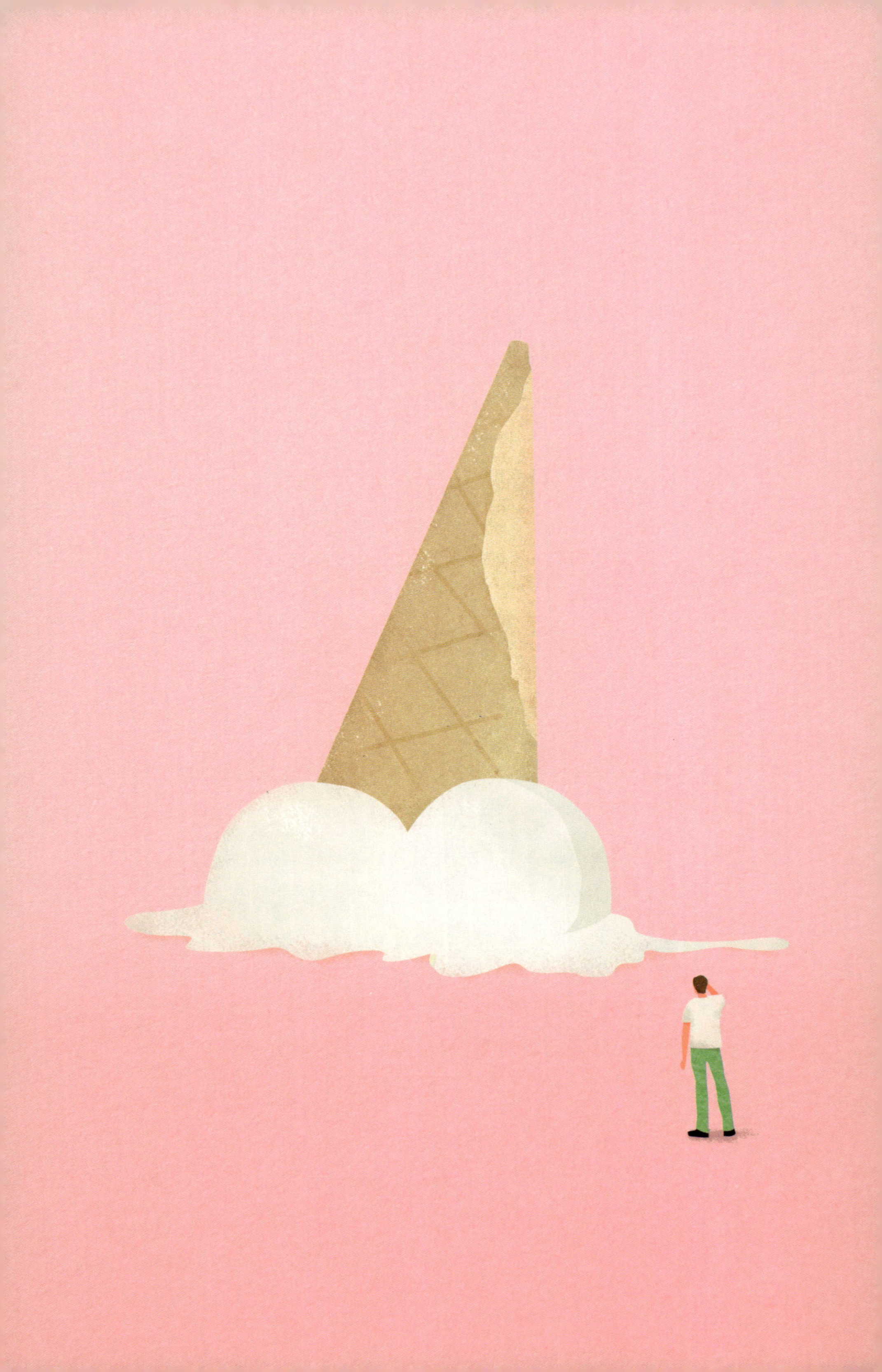

해서 국소적으로 닦고, 샤워는 집에서 가볍게 하는 것을 권한다. 치료 중, 치료가 끝난 후(2~3개월)에도 치료받은 부위의 피부 상태가 약해져 있으므로 피부를 자극하지 않도록 한다. 뜨거운 통 목욕, 온천, 찜질, 사우나 이용은 치료 후 1개월 정도까지 제한한다.

2. 하복부 치료 시 부작용

• 배뇨 양상 변화

요도와 방광, 전립선, 직장, 자궁에 중입자 치료를 받으면 소변을 볼 때 통증이 생길 수 있다. 빈뇨, 급박뇨, 야간뇨 등의 증상이 나타나기도 한다. 방광염이 생길 수 있으며 소변에 피가 섞여 나오기도 한다. 증상이 심할 때는 담당 의사의 확인 후 약 처방을 받아 복용한다. 커피, 홍차, 술, 담배 등은 증상을 악화시킬 수 있으므로 최대한 줄이는 것이 좋다.

• 설사

설사는 복통과 함께 변의를 자주 느끼거나 참기 어려운 증상으로 나타나는데, 골반, 복부에 중입자 치료를 받았을 때 발생할 수 있다. 대부분은 치료 종료 후 2~3주 정도가 지나면 호전된다. 증상이 심하면 담당 의사와 상의 후 지사제를 처방받아 복용한다.

• 식사

소량씩 자주 먹는 것이 좋다. 한 끼 양을 두 번으로 나눠 먹으면 된다. 흰죽이나 흰밥, 달걀찜, 연두부, 바나나 등 부드러운 음식을 먹는 것이 좋고 기름진 음식, 강한 양념, 질긴 채소, 카페인 등은 피하는 것이 좋다.

- 항문 관리

항문 주위가 헐어서 따갑고 아플 수 있다. 이때는 대변을 본 후에 따뜻한 물로 잘 헹구고 말리거나 부드러운 물티슈로 항문 주위를 닦는 것이 도움이 된다. 비데를 사용할 때는 수압을 약하게 한다. 통증이 심하면 담당 의사와 상의 후 연고를 처방받아 바른다.

• 직장 출혈

하복부 치료 시 직장이 손상을 입을 가능성이 있고 이로 인해 혈변이 나올 수 있다. 대부분 치료하지 않아도 좋아지거나 약물 복용 등 가벼운 치료로 개선되지만, 직장경을 통한 지혈 치료 등의 처치가 필요할 수도 있다.

• 메스꺼움과 구토

중입자 치료 부위에 소장, 대장이 일부 포함될 때 메스꺼움과 구토 증상이 나타날 수 있다. 치료를 받은 직후에 나타나는데, 몇 시간 동안 지속될 수도 있다. 증상이 심하면 담당 의사와 상의 후 구토 억제제를 처방받아 복용한다.

• **생식기능-성기능 변화**

전립선암 중입자 치료 후에 성기능에 변화가 생길 수 있다. 중입자 치료와 함께 호르몬 치료를 병행하는 경우에는 호르몬 치료 중, 그리고 치료 종료 후에도 발기를 유지하는 데 어려움이 발생하기도 하는데, 담당 의사와 상의 후 약을 처방받아 복용할 수 있다. 치료 중에는 성관계를 피하는 것이 좋으며, 치료 종료 1개월 후부터 정상적인 성관계가 가능하다.

09

전립선암 치료 후 추적관찰

허지은 연세암병원 비뇨기암센터 교수(비뇨의학과)

전립선암 치료 후의 관리가 왜 중요한가? 또한 추적관찰 과정에서는 어떤 검사들이 이루어지는가? 이 장에서는 이러한 점과 함께 재발이나 치료 반응을 모니터링하는 방법에 대해서도 알아본다. 또한 환자가 알아야 할 장기적인 관찰 사항에 대해서도 살펴보겠다.

전립선암 치료 후 추적관찰의 간격과 기간

전립선암 진단 후에 수술이나 방사선 치료를 받고 나서는 어떤 과정이 필요할까? 재발을 막기 위해서 정기적인 추적관찰을 해야 한다. 치료 후 추적관찰은 전립선암 환자가 완전히 회복하고 건강을 유지하는 데 아주 중요한 부분이고, 이를 통해 재발의 조기 발견과 치료 기회를 넓힐 수 있다.

추적관찰의 간격과 기간은 진단 당시 전립선암의 특성이나 이전 검사의 결과 등 여러 요소에 의해 결정되는데, 환자의 개별 상황에 따라 다를 수 있다. 정기적인 추적관찰 기간은 보통 5년까지다. 그러나 전립선암은 치료 후 5년이 지나서도 재발할 가능성이 비교적 있는 편이다. 근치적 전립선절제술 후 전립선암이 재발한 경우, 환자의 45%가 2년 이내에, 32%가 2~5년에, 18%가 5~10년에 재발을 경험하는 것으로 알려져 있다.

완치를 목적으로 처음 치료를 받은 환자의 경우, 처음 5년 동안은 6~12개월마다 병원에 방문하여 몇 가지 정기 검사를 한다. 국소 재발을 모니터링하기 위해 매년 직장 수지 검사, 영상 검사를 같이 시행할 수도 있다. PSA가 검출되지 않았다면 직장 수지 검사는 생략할 수 있다. 재발 위험이 큰 환자에게는 3개월마다 PSA 검사를 시행하는 것이 권고된다. 수술과 마찬가지로 방사선 치료(브라키 치료, 중입자 치료 포함) 후 처음 5년 동안은 6개월마다 PSA 검사를 시행하는 것이 좋다. 5년 이후에는 정확하게 정해진 바는 없으나, 1~2년마다 PSA 검사를 시행하는 것을 권장한다.

치료 후 5년이 지나고 나서는 2년마다 시행하는 국가건강검진만 하면 되지 않느냐고 물어보는 환자들이 많다. 우리나라 국가건강검진은 위암, 간암, 대장암, 폐암 등 전립선암 외 다른 암에 대한 검진 항목은 포함되어 있으나 PSA가 포함되지 않아 전립선암에 대한 추적관찰을 대체하기는 어렵다. 그리고 PSA 검사는 암

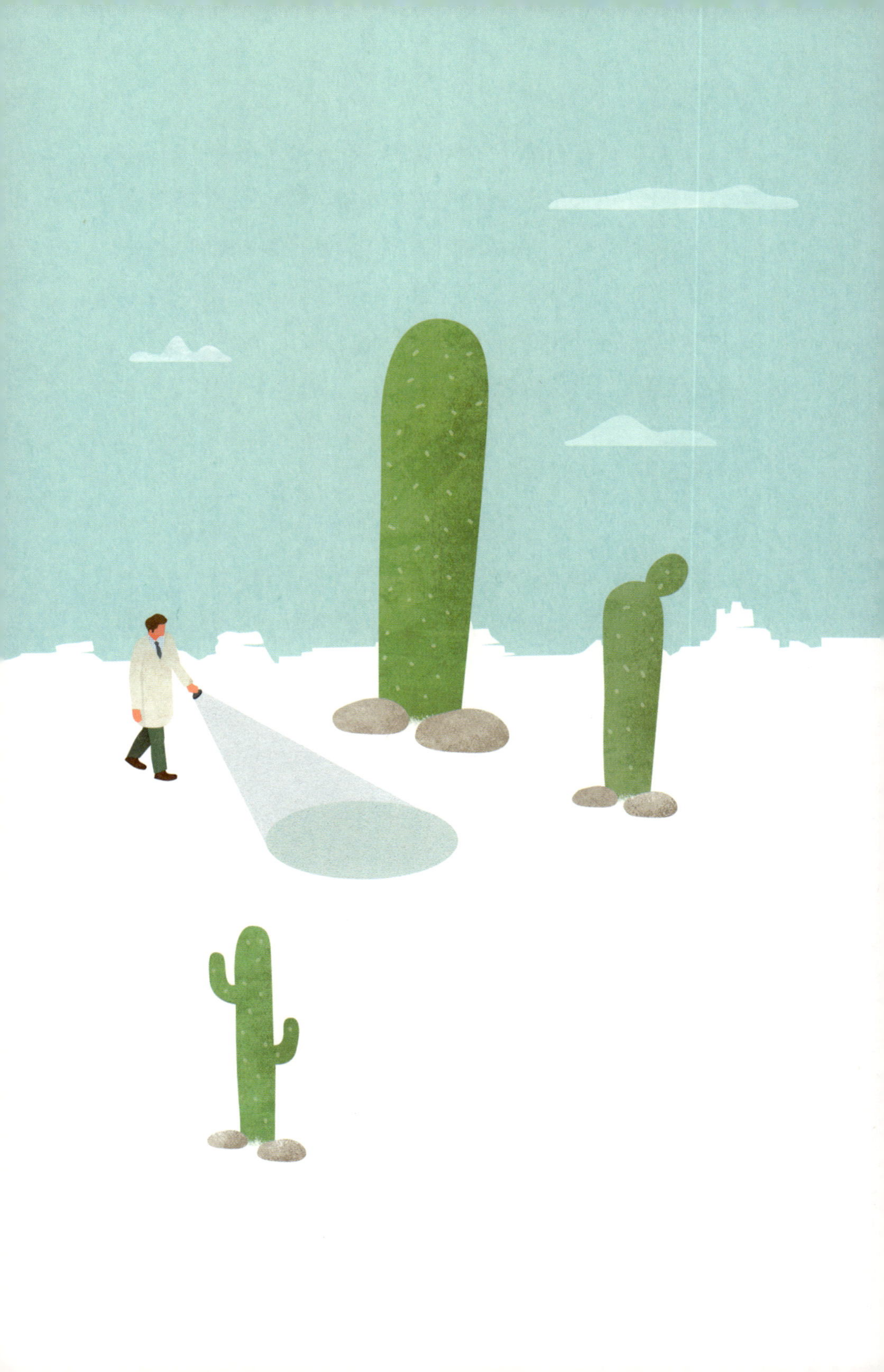

을 진단받기 전과 치료 후 추적관찰에 대한 검사 결과의 기준이 다르다. 따라서 국가건강검진과 별개로 PSA 검사를 시행해야 하고, 검사받는 기관의 의료진에게 전립선암 병력을 사전에 알려야 한다.

전립선암 치료 후 추적관찰 검사의 종류

혈액 검사

• PSA(전립선 특이항원) 검사

PSA는 전립선암에 특이적인 종양 표지자로, 전립선 암세포와 정상 전립선 세포 모두에서 생산되는 단백질이다. 근치적 전립선 절제술 후에는 PSA가 검출되지 않아야 한다. 직장 수지 검사나 영상 검사에서 암의 재발은 관찰되지 않지만 PSA가 일정 수치 이상 상승한다면 이를 생화학적 재발이라고 한다. 생화학적 재발이 발생한 경우 이에 대한 적절한 치료가 필요하다.

• 일반 혈액 검사

전혈구 검사, 간 기능 검사, 신장 기능 검사 등의 일반적인 혈액 검사를 통해 환자의 전반적인 건강 상태를 평가할 수 있다.

영상 검사

전립선암의 재발 부위는 수술 부위 부근(국소-전립선이 위치했던 부위, 골반, 림프절)과 먼 장기(원격-뼈, 골반 바깥 림프절, 타 장기)로 나눌 수 있다. 영상 검사는 이런 부위들을 고려한 것이다.

• CT(전산화 단층 촬영) 및 MRI(자기공명영상)

국소 재발을 발견하기 위해 골반 MRI나 복부/골반 CT를, 원격 전이를 발견하기 위해 복부/골반 CT, 흉부 CT를 시행한다.

• 뼈 스캔

뼈 전이를 발견하기 위해 시행한다. 뼈 스캔에서 모호한 결과가 나온 경우 뼈 엑스선 검사, CT, MRI 또는 PET-CT를 고려할 수 있다.

• PET-CT(양성자 방출 단층 촬영)

일반적인 CT, MRI, 뼈 스캔에서 결과가 모호할 경우 PET-CT를 추가적으로 시행할 수 있다.

PSMA(전립선 특이 세포막 항원)는 전립선암을 포함한 모든 종류의 전립선 세포에서 발현되는 막 단백질이며, 진단용 방사성동위원소를 PSMA에 표지하여 PET-CT를 촬영할 경우 전립선암의 초기 진단 및 생화학적 재발 진단 모두에서 좋은 결과를 보였다. 특히

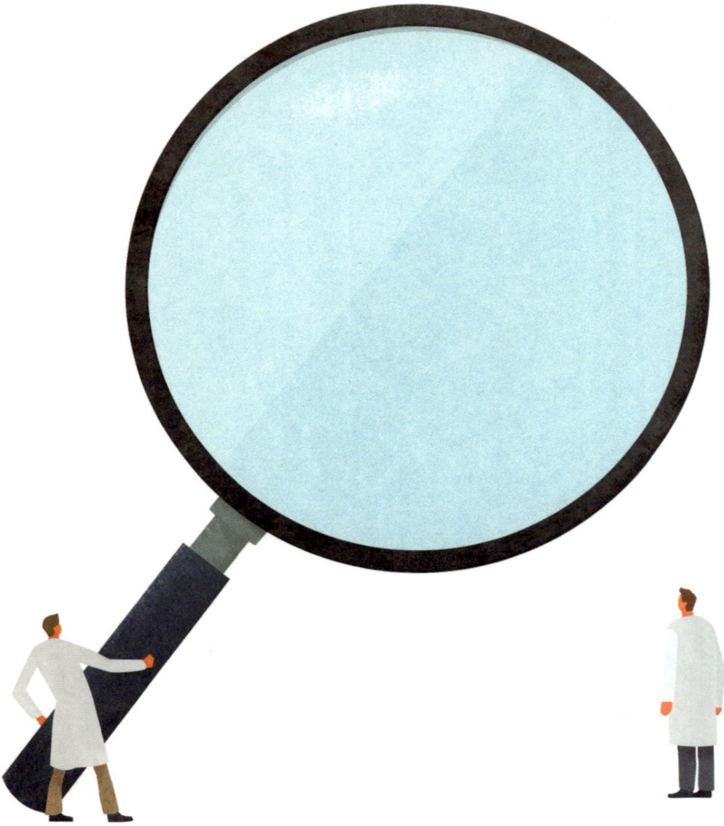

PSMA PET-CT는 미세 전이 검출에서 민감도와 특이도가 증가했기 때문에, 기존 영상(CT, MRI)에 비해 더 효과적이진 않더라도 비슷하게 효과적인 영상으로 활용될 수 있다. 다만, 검사 당시 특정 기준을 만족해야 급여 대상이 된다.

신체 검사

● 직장 수지 검사

항문에 손가락을 넣어 전립선을 절제한 부위 혹은 전립선을 촉지한다. 전립선은 직장 바로 앞에 위치해 있으므로 항문을 통해 쉽게 만져진다. 정상 전립선은 고무처럼 표면이 부드럽지만 전립선암은 단단한 느낌이 들고, 전립선을 절제했음에도 전립선이 위치했던 부위에 결절이 만져지는 경우 재발을 의심할 수 있다. 그러나 직장 수지 검사만으로 재발을 완벽하게 발견할 수 없고, 손가락이 닿지 않는 곳에 재발이 있을 수 있기에 PSA 검사, 영상 검사를 같이 시행해야 한다.

조직 검사

● 전립선 조직 검사

방사선 치료(브라키 치료, 중입자 치료 포함)와 같이 전립선을 절제하지 않는 치료를 받았을 때, PSA가 의미 있게 상승하여 재발이 의심되지만 영상 검사에서 재발이나 전이 소견이 관찰되지 않는다면, 전립선 조직 검사를 다시 시행하는 것이 권고된다.

부작용 및 합병증 모니터링

● 배뇨 기능 평가

수술이나 방사선 치료(브라키 치료, 중입자 치료 포함) 후 발생할 수 있는 방광목 협착이 의심되거나 수술 후 1년이 지난 후에도 요실금이 지속적으로 있는 경우에는 배뇨 기능을 평가해야 한다. 배뇨와 관련된 설문지, 요속 검사와 초음파를 이용한 잔뇨량 측정 검사를 시행한다. 방광 내시경이 필요할 수도 있다.

● 성기능 평가

수술 후 발기력 저하는 흔히 발생한다. 성기능과 관련된 설문지를 통해 성기능 회복을 평가한다. 근치적 전립선 절제술을 시행받은 평균 57세의 환자들을 대상으로 한 연구에서 수술 6개월 후 54%, 12개월 후 73%, 18개월 후 86%의 환자가 발기력을 회복했다. 로봇 수술은 정교한 수술이 가능하기 때문에 배뇨 기능과 성기능에 중요한 구조물들을 보존할 수 있어 수술 후 배뇨 기능 및 성기능을 유지할 수 있다. 방사선이 발기력에 미치는 영향은 수술에 비해 천천히 조금씩 누적된다. 방사선 치료를 받은 환자의 38%가 치료 1년 이내, 11%가 치료 후 1~2년에 발기부전이 발생한다는 연구 결과가 있다.

● 소변 검사

수술이나 방사선 치료(브라키 치료, 중입자 치료 포함) 후 발생할 수 있는 혈뇨를 평가하기 위해 소변 검사를 시행할 수 있다. 2015년에 외국의 연구자들이 전립선암에 대해 방사선 치료를 받은 환자 900여 명을 대상으로 혈뇨 발생 가능성을 조사했다. 혈뇨가 발생하는 위험도는 5년 후에 23%, 10년 후에 42%로 확인되었고, 혈뇨가 있을 때 반드시 감별해야 하는 질병인 방광암은 5년 후에 2%, 10년 후에 5%의 환자에게서 확인되었다. 따라서 치료 후 5년이 지났더라도 혈뇨가 관찰되는 경우 의료진에게 알려 이에 대한 검사를 시행해야 한다.

10

전립선암 치료 후 권장되는 일상생활

박지수 연세암병원 암예방센터 교수(종양내과)

암을 진단받고 살아가는 모든 사람을 '암 생존자(cancer survivor)'라고 한다. 다만, 실제로 암 치료 중에는 '암 환자'라는 말을 더 많이 쓰기 때문에 '암 생존자'라는 말은 암 치료가 어느 정도 종료된 후 더 많이 쓰게 된다. 암 치료 후 5년 생존율이 50% 전후이던 시절에는 암 치료 후 5년째에 재발의 증거가 없는 상태로 살아 있다면 '완치'라는 말을 많이 사용했지만, 생존율이 높아지고 수명이 길어진 최근은 늦은 재발이나 이차암(전립선암 외의 다른 암을 진단받는 것) 가능성을 고려하여 '장기 생존'이라는 말을 쓴다.

진료실에서 환자들이 "언제쯤 '완치'라는 말을 들을 수 있나요?"라는 질문을 많이 한다. 힘든 암 치료를 이겨 낸 환자들이 마음 편하고 건강하게 지내기를 바라는 마음은 모든 의사가 같으나, 아주 조금의 쓴소리를 섞으면, 아무리 경과가 좋은 초기 암이라도 재발 및 이차암 가능성은 0%가 아니므로 건강한 생활습관을 지킬 수 있도록 항상 신경 써 주십사 말씀드리고 싶다.

이 장에서는 일반적으로 '생존자 관리'에 해당하는 항목 중 다른 장에서 다루는 '추적관찰' 부분과 '식생활 관리'를 제외하고 '치료 부작용 관리', '신체 활동', '감염 관리'에 대해 간단히 다루고자 한다.

치료 부작용 관리

전립선암 생존자에게 비교적 흔하게 발생하는 증상은 배뇨 불편감, 남성기능 문제(성욕 감소, 발기부전), 장 기능 문제, 피로감이고 그 외 항호르몬 치료에 따른 열감, 골다공증, 여성형 유방 등이 있다.

전립선암 치료 후 많은 환자가 어느 정도의 배뇨 불편감을 경험한다는 보고가 있다. 일반적으로 요도조임근(urinary sphincters)은 방광과 전립선의 아래쪽을 조여 소변이 새는 것을 막고, 소변을 볼 때는 느슨해져 소변이 요도를 통해 몸 밖으로 빠져나갈 수 있도록 해 준다. 전립선 절제 수술 후 이러한 근육과 신경의 일시적인 기능 저하가 일어나는가 하면, 암의 위치와 절제 부위에 따라서는 영구적인 기능 저하가 일어나기도 한다. 배뇨 기능에 영향을 주는 골반바닥근육(pelvic floor muscle)을 자극하는 운동을 하는 것이 도움이 되며, 증상이 심할 때는 주치의와 약물 치료에 대해 상의를 해 볼 수도 있다.

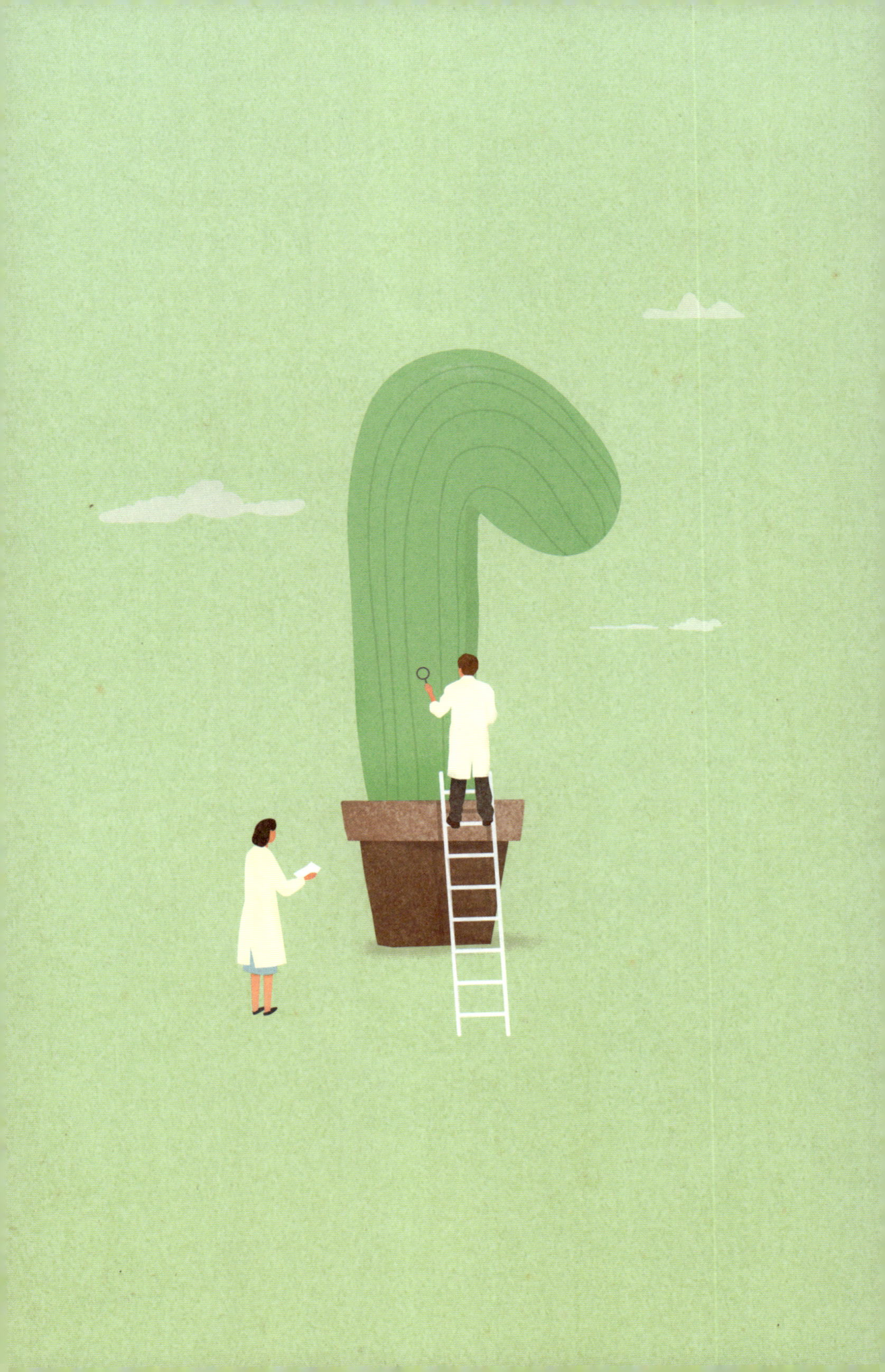

전립선암 치료를 받은 후 많은 생존자가 같은 연령대의 다른 성인에 비해 남성기능 부전을 호소한다. 완전히 암 치료 전으로 회복하기는 쉽지 않으나, 사용해 볼 수 있는 몇 가지 방법이 있다. 일반적으로 발기부전에 대해 '음경 재활 요법'으로 분류되는 요법에는 약물 치료, 혈관 활성물질 주입, 진공 발기 보조 장치, 에너지 치료(저강도 충격파 치료, 저강도 박동성 초음파 치료), 음경 보형물 삽입 요법이 있고, 줄기세포 치료나 유전자 치료 등이 시도되고 있다. 그 외 코어근육과 골반바닥근육을 자극하는 운동을 통해 배뇨 기능과 함께 어느 정도의 남성기능 호전을 기대할 수도 있다. 환자의 연령 및 상태에 따라 시도할 수 있는 요법에 차이가 있으므로, 주치의와 상의해 보기를 권한다.

전립선암 수술 후 장의 위치 변화로 소화 및 장 기능의 변화가 나타날 수 있으며, 방사선 치료 또는 일부 약물 치료 후에 설사 및 소화 불편감을 느낄 수도 있다. 경우에 따라서는 방사선 치료 전 전립선 주위의 장기 기능 보호를 위해 젤을 삽입하기도 하며, 불편감이 심할 경우 약물 치료를 고려할 수 있다.

암 환자 및 암 생존자는 암 치료 경험과 미래에 대한 불안감 때문에 비교적 높은 빈도로 우울감 및 불안을 호소하기도 한다. 항암화학 요법으로 치료받은 환자는 그렇지 않은 경우에 비해 피로감을 흔하게 느끼며, 항호르몬 치료를 함께 받은 환자는 종종 불면감을 호소하기도 하는 것으로 알려져 있다. 불면이나 항호르몬 치료 후 혈관운동 증상(열감, 야간 땀 흘림 등)에 대해서는 약물 치료를 시도할 수도 있다.

수술 및 방사선 치료의 범위에 따라 하지의 림프부종이 발생하기도 한다. 적절한 운동 및 식생활 조절을 통해 건강 체중을 유지하고, 감염을 피하는 것이 림프부종 예방에 도움이 된다.

신체 활동

정기적으로 운동하는 것은 건강한 생활습관 유지에 매우 중요하며, 지나친 체중 증가를 막는 데에도 도움이 된다. 이전 많은 연구에서, 규칙적인 운동이 전립선암 치료에 따르는 근 손실 감소와 삶의 질 유지에 도움이 된다는 것을 증명했다. 암 생존자를 위한 일반적인 운동 가이드라인은 다음과 같다. 가능하면 체중 부하 운동(weight-bearing exercise: 아령을 이용한 근육운동, 무릎 굽혔다 펴기 등)을 포함하는 것이 뼈와 근육을 강하게 하는 데 도움이 된다. 어느 정도 활동적인 운동을 할 수 있는 몸 상태라면 시속 4.8km 이상 속도로 빠르게 걷기, 가볍게 뛰기, 수영, 약간의 땀이 날 정도로 자전거 타기도 고려할 수 있다. 평소에 운동을 많이 하지 않았던 생존자라면 병원이나 트레이닝 센터에서 전문가의 도움을 받을 수 있다.

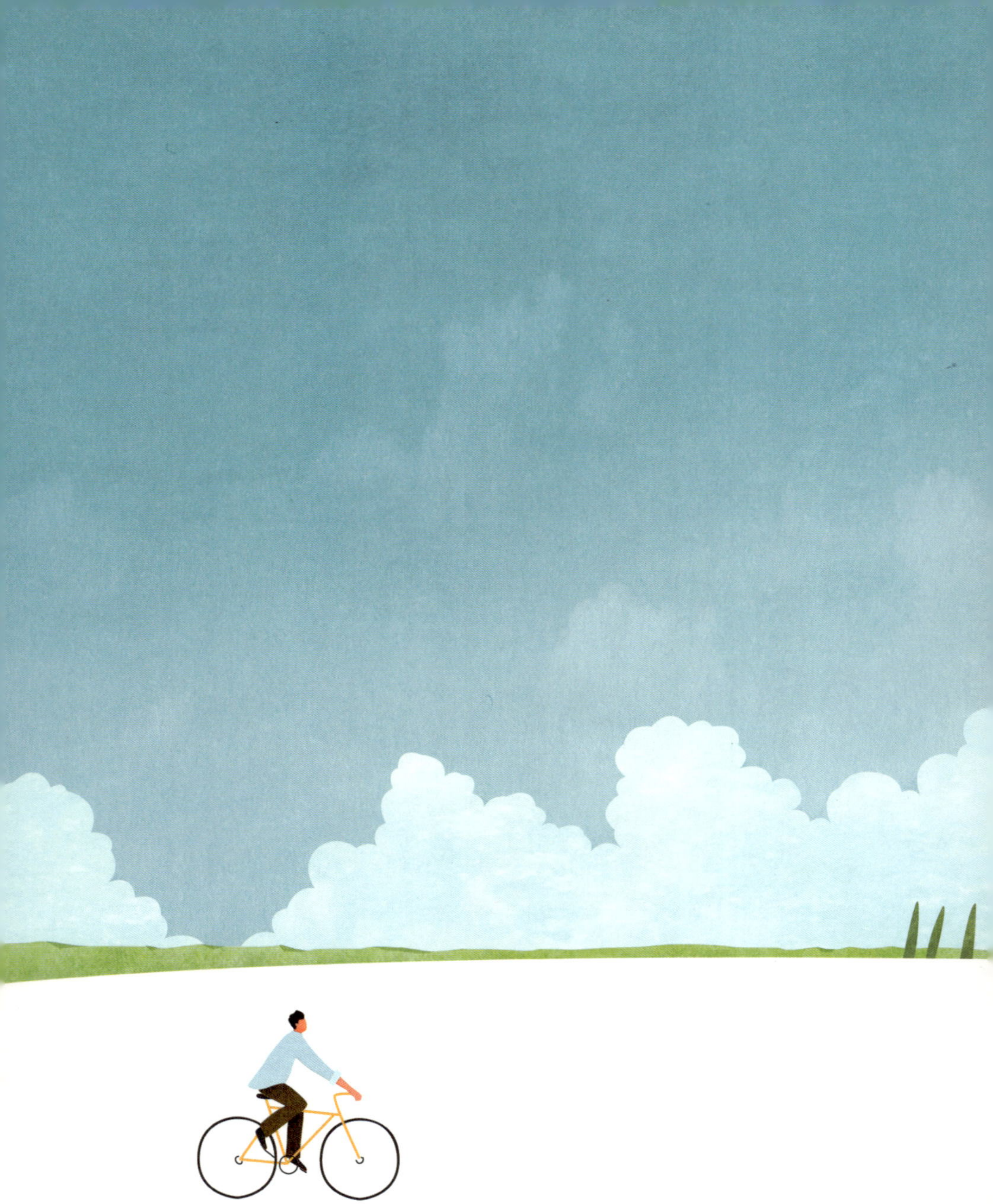

암 생존자에게 일반적인 신체 활동 목표
● 매일 신체 활동을 할 것: 규칙적인 활동, 오락, 운동 등
● 장시간 비활동적으로 있는 것을 피하기
● 매주 심장박동을 증가시킬 수 있는 운동을 하기 방법 1: 중등도 강도의 활동을 주에 150~300분 하기 방법 2: 고강도 활동을 주 75분 하기 방법 3: 중등도 및 고강도 운동을 혼합하여 하기
● 주요 근육(흉부, 어깨, 팔, 등, 코어, 다리)에 대한 부하 운동을 주 2~3회 하기
● 고강도 활동을 하는 날 중 2일은 주요 근육 스트레칭 운동을 하기

약한 강도의 활동	중등도 강도의 활동	고강도의 활동
● 집, 가게, 사무실 근처를 천천히 걷기 ● 앉아서 컴퓨터나 가벼운 도구를 이용하여 일하기 ● 서서 침구 정리, 설거지, 다림질, 요리 등 ● 그림, 조각, 카드놀이, 당구, 다트, 낚시, 악기 연주 등 ● 회복 요가, 볼링, 태극권	● 빠르게 걷기(4.8~6.4km/시간) ● 창문 청소, 세차, 창고 청소, 거실 청소 등 ● 목공일, 나무 쌓기, 잔디 깎기 ● 빈야사 요가, 필라테스, 배드민턴, 농구(공 던지기), 평지에서 천천히 자전거 타기, 춤추기, 골프(짐 끌고 걷기), 보트, 수영(취미), 탁구, 테니스(복식) 등	● 매우 빠르게 걷기(7.2km/시간) ● 삽질(모래, 석탄 등), 땅 파기 ● 벽돌 등 무거운 것 나르기 ● 고강도 요가, 농구 경기, 빠르게 자전거 타기, 스키, 축구, 수영(경쟁, 고강도), 테니스(단식), 배구(경기) 등

또한 적절한 칼슘, 비타민 D 섭취와 햇볕 노출은 항호르몬 치료를 받는 전립선암 환자 및 생존자의 골다공증 예방에도 큰 도움이 된다. 특히 항호르몬 치료를 장기간 받게 되는 환자라면

골밀도 검사를 정기적으로 받고, 골다공증을 진단받았을 때는 약물 치료가 필요할 수 있다.

감염 관리

기본적으로 손 씻기, 호흡기 감염이 유행하는 시기에 사람이 많은 곳에 갔을 때 마스크 착용 등의 예방 습관을 잘 지키되, 성인 예방접종을 적절히 하는 것이 좋다. 일반적으로 항암 치료 중에는 생백신 접종을 금하고, 가능하면 항암 치료 종료 3개월 후에 접종을 고려한다. 그 외 사백신, 재조합백신 중 성인 암 생존자에게 권고되는 예방접종은 다음과 같다.

일반적으로 모든 암 생존자에게 권고되는 백신

- 독감 예방접종(매년)
- 파상풍·디프테리아·백일해 백신
- 50세 이상에게 대상포진 재조합백신
- (과거 미접종자라면) 인유두종 바이러스 백신*
- 65세 이상에게 폐렴구균 백신
- 60세 이하에서 B형 간염 백신(항체 미보유자)
- COVID-19 백신

일부 생존자에게 권고되는 백신

- A형 간염 백신

- 60세 초과 일부 환자에게 B형 간염 백신
- 헤모필루스 인플루엔자 B형 백신
- 수막구균 백신
- 19세 이상의 면역 저하 환자에게 폐렴구균 백신
- 19세 이상의 면역 저하 환자에게 대상포진 재조합백신
- 여행지 및 유행에 따른 백신 접종 고려

*26세 이전에는 강하게 권고되며, 27~45세에는 의사와 상의하여 결정할 수 있음.

환자의 과거 접종력, 상태에 따라 필요한 접종 및 가능 여부가 다를 수 있으므로 주치의와 상의하여 접종하기를 권하며, 독감과 같이 전파력이 높은 질환은 함께 생활하는 가족도 꼭 접종하는 것이 좋다.

암 생존자에게 권고되는 일반적인 일상생활 관리 지침이 있다.

- 금연할 것, 간접흡연도 피할 것
- 규칙적으로 운동할 것
- 건강 체중*을 유지할 것
- 건강한 식생활을 할 것
- 절주할 것
- 가족, 친구 및 다른 암 생존자와 관계를 유지할 것
- 정기적인 검진 및 검사에 참여할 것

*일반적으로 건강 체중은 체질량지수(BMI, Body Mass Index) 기준 18.5~24.9kg/m^{2}이다.
나의 체질량지수는 몸무게(kg) ÷ 키(m)^{2}로 계산하면 된다.

쉬운 듯 보이나 시간이 지나면 마음이 느슨해지기 쉽다. 우리 전립선암 생존자들이 생활습관 관리 원칙을 잘 지키고, 건강하고 행복한 장기 생존을 이어 나갔으면 한다.

부록

전립선암 환자에게 좋은 식생활 가이드

안희수 세브란스병원 영양팀 영양사

전립선암은 세계적으로 남성에게서 폐암 다음으로 많이 발생하는 암이며, 2020년 암 발생률 추정 자료에 따르면 OECD 국가들의 경우 남성 암 중 1위를 차지하고 있다. 국내에서는 전립선암 발생률이 남성 암 중 3위로 OECD 평균보다 낮은 편이지만, 2023년 발표된 국가암등록통계에 따르면 전립선암 발생률은 지속적으로 증가 추세를 보인다. 식생활은 환경과 함께 전립선암 발생과 진행에 영향을 주는 요인으로 알려져 있으며, 인구의 고령화와 서구화된 식생활 문화로 인해 전립선암의 증가는 앞으로도 지속될 것으로 예상된다.

암 환자는 암의 진행과 치료 과정에서 식욕 부진, 체중 감소, 체지방과 근육 소모 등으로 인한 영양 불량이 나타날 가능성이 크다. 특히 진행된 전립선암 환자의 절반 이상에서 식욕 부진과 영양 불량이 나타난다고 한다. 따라서 적절한 영양 관리는 영양 상태의 개선으로 회복을 돕고, 암의 진행 위험을 낮추거나 발생할 수 있는 합병증 및 부작용을 예방하는 최고의 전략이 될 수 있다.

전립선암은 다른 암에 비해 진행 속도가 비교적 늦고 예후가 좋지만, 암 생존자로서 살아가야 하는 시간이 늘어나고 있으며, 일반적으로 60세 이상 고령에서 발생하므로 다른 만성질환을 동반하고 있는 경우가 많다. 전립선암 남성호르몬 억제 요법 후에는 심혈관질환이나 골다공증의 위험이 증가하는 등 암 치료로 다른 만성질환의 위험이 커지기도 한다.

암 경험자는 유전적 성향, 환경 요인, 이전 암 치료의 영향 등으로 암을 겪지 않은 사람에 비해 이차암이 발생할 가능성이 크다. 특히 우리나라 주요 만성질환은 식습관과 관련이 높은 질환이 우선순위를 차지하고 있고, 비만은 이차암 발생의 위험 요인이기 때문에 암 치료 후에도 건강한 삶을 유지하기 위해 적절한 체중과 건강한 식생활을 유지하는 것이 중요하다.

전립선암 환자의 영양 관리

1. 적절한 체중 유지하기

암 환자는 암 자체와 치료 과정 등에 의해 식욕 부진, 체중 감소 등 영양 상태가 나빠질 위험이 있으므로 치료 중에는 체중이 감소하지 않도록 주의해야 한다. 체중 증가 또한 바람직하지 않다. 2022년 국민건강통계에 의하면 우리나라 남성의 47.7%가 비만이며, 이는 매년 가파르게 증가하고 있다. 비만은 심혈관질환 및 당뇨병을 포함한 다양한 건강 문제의 원인으로 알려져 있다. 최근 연구에서는 비만이 전립선암의 발병률과 사망률을 높인다는 내용이 지속적으로 보고되었다. 또한 체지방 증가가 전립선암 재발률을 높이며 치료 결과를 좋지 않게 한다는 보고도 있어 전립선암 환자뿐만 아니라 암 생존자에게도 암 예방 및 관리를 위해서 적절한 체중을 유지하는 것을 권장한다.

비만 여부는 체질량지수(BMI)와 허리둘레 등을 이용하여 알 수 있다. BMI가 25kg/m^2 이상이면 비만으로 평가할 수 있고, 허리둘레가 남자는 90cm, 여자는 85cm 이상이면 복부비만으로

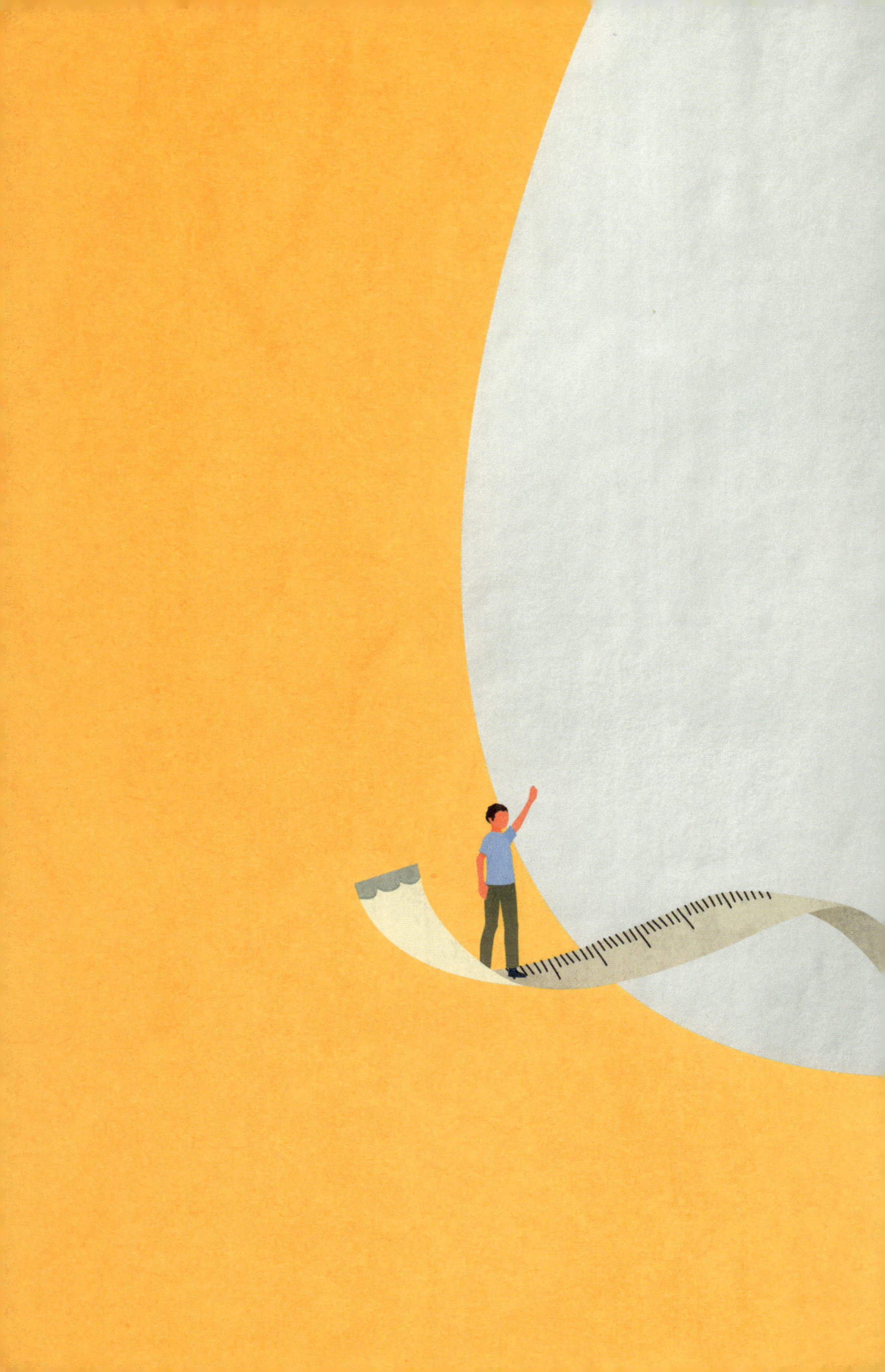

평가한다.

• 체질량지수(Body Mass Index, BMI)를 이용한 평가

체질량지수는 체중(kg)을 키(m)의 제곱으로 나눈 값으로 체지방량을 간접적으로 추정하는 방법이다.

BMI 18.5 미만	BMI 18.5~22.9	BMI 23.0~24.9	BMI 25.0~29.9	BMI 30~34.9	BMI 35 이상
저체중	정상	비만 전단계	1단계 비만	2단계 비만	3단계 비만

[그림 1] BMI에 따른 비만도 평가(대한비만학회, 『비만 진료 지침 2020』)

예를 들어, 키가 170cm, 체중이 65kg인 경우의 BMI는 다음과 같이 계산할 수 있고, 그 결과 BMI가 22.5kg/m²이므로 적정 체중으로 평가할 수 있다.

$$65kg \div (1.7m \times 1.7m) = 22.5kg/m^2$$

일상생활에서 건강을 유지하기 위한 적정 체중은 성별, 신장, 연령에 따라 다르므로 나의 적절한 체중 범위를 알고 유지하도록 한다.

• 허리둘레를 이용한 복부비만 평가

허리둘레 측정은 약간 발을 벌리고 서 있는 자세에서 갈비뼈

맨 아랫부분과 골반뼈 상부 사이의 중간 부위를 측정한다. 이렇게 측정한 허리둘레로 복부비만을 평가할 수 있다.

구분	허리둘레 특정치
성인 남자	90cm 이상 (36인치 이상)
성인 여자	85cm 이상 (34인치 이상)

• 표준체중으로 적절한 체중 범위 계산하기

표준체중 대비 10% 내외 범위에 있다면 일반적으로 적절한 체중이라고 평가할 수 있으며, 적정 체중 범위를 유지하려는 노력이 필요하다.

표준체중	남자	신장(m) X 신장(m) X 22
	여자	신장(m) X 신장(m) X 21

예) 키 170cm인 남자의 표준체중 계산하기
표준체중 = 1.7m × 1.7m × 22 = 63.6kg

2. 다채로운 식단으로 균형 있는 식사하기

암을 치료할 수 있는 특별한 식품은 없다. 암과 싸우면서 정상적인 생활을 할 수 있는 에너지와 영양소를 섭취할 수 있도록 다양한 식품을 통해 균형 있는 식사를 적정량 섭취하는 것이 중요하다. 식품은 영양소 조성과 함량을 기준으로 곡류, 어육류(고기·생선·달걀·콩류), 채소류, 과일류, 우유 및 유제품, 유지류 및 당류의 여섯 가지로 분류할 수 있으며, 가능하다면 하루 식사와 간식을 통해 이 여섯 가지 식품군을 고루 먹을 수 있도록 한다.

<표 1> 식품군별 주요 영양소 및 함유 식품

식품군	주요 영양소	주요 역할	식품의 예
곡류	탄수화물	에너지원	잡곡밥, 메밀국수, 현미떡, 고구마, 감자, 호밀빵 등
고기·생선 달걀·콩류	단백질	체구성 성분	돼지고기, 소고기, 생선, 달걀, 콩, 두부, 닭고기 등
채소류	비타민, 무기질, 섬유소	생리조절 작용	양배추, 시금치, 해조류, 버섯 등
과일류	비타민, 무기질, 섬유소	생리조절 작용	토마토, 포도, 사과, 배 등
우유·유제품류	단백질, 칼슘	체구성 성분, 칼슘 공급원	우유, 플레인요거트, 두유, 치즈 등

3. 근감소증 예방 및 개선을 위해 충분한 단백질 섭취하기

근감소증이란 다리 등을 구성하는 골격근과 근력이 정상보다 크게 줄어드는 현상으로, 안드로겐 차단 요법(ADT)을 시행할 때 발생할 수 있다. 노화로 인해 50세부터는 매년 1~2%의 근육이 손실되며 활동량 감소, 식사 섭취량 및 단백질 섭취 부족 등의 요인에 의해 근감소 정도가 더욱 악화할 수 있다. 근감소증은 심혈관질환이나 골다공증 발생, 우울증, 혈당 조절의 어려움, 낙상 및 골절 위험을 높이기 때문에 고령의 전립선암 환자에게 있어서 각별한 주의가 필요하다. 근감소증을 예방하기 위해 매끼 지방이 적은 단백질 식품을 한두 가지씩 챙겨 먹는다.

<표 2> 단백질 식품별 영양소 함량 정보

식품명	1회 섭취량(g)	영양소
돼지고기(로스용), 소고기(로스용)	40(탁구공 1개 크기)	열량 50kcal 단백질 8g, 지방 2g
가자미, 동태	50(소 1토막)	
건오징어채, 멸치, 북어채	15	
물오징어, 새우	50	
굴	70	
돼지고기(안심), 소고기(등심)	40	열량 75kcal 단백질 8g, 지방 5g
고등어, 꽁치, 갈치	50	
검정콩	20	
두부	80	
낫또	40	
우유, 두유	200	열량 125kcal, 단백질 6g, 지방 7g, 탄수화물 10g

치료 중의 영양 문제 극복하기

전립선암의 치료법은 근치적 수술, 방사선 치료, 호르몬 치료, 항암화학 요법, 면역항암제 치료가 있으며 암이라는 질병 자체의 영향 이외에도 각 치료에 따른 부작용 때문에 식사 섭취량이 줄어 체중이 줄고 영양 상태가 악화되는 경우가 많다.

암 치료 중에 나타날 수 있는 부작용을 최소화하고 스트레스에 대한 방어 능력을 높이기 위해 충분한 영양 섭취를 통해 좋은 영양 상태를 유지하는 것이 중요하다. 따라서 발생할 수 있는 영양 문제에 대해 알고 증상에 따라 적절하게 대처하여 좋은 영양 상태를 유지할 수 있도록 한다.

설사

전립선암의 방사선 치료 과정에서 방광이나 직장에 영향을 미칠 수 있으며, 이로 인해 설사가 흔하게 나타난다. 장 점막의 손상으로 인해 전해질과 수분이 손실되고 탄수화물, 지방, 단백질 및 기타 영양소의 흡수불량이 초래되어 탈수 및 체중 감소의 원인이 된다.

- 소량씩 자주 섭취하며, 탈수를 예방하기 위해 수분을 충분히 섭취한다.
- 염분과 칼륨이 다량 포함된 음식을 보충한다(예: 이온 음료, 바나나, 삶아서 으깬 감자).
- 카페인이 든 커피, 홍차, 콜라, 초콜릿 등은 가급적 제한한다.
- 지방이 많거나, 섬유질이 많고 거친 음식은 피한다.
- 음식은 꼭꼭 씹어서 먹는다.
- 너무 차거나 뜨거운 음식, 자극적인 음식을 피한다.

식욕 부진

암에 의해 직접적으로 발생하거나 항암 치료 과정에서 나타나는 가장 흔한 증상이다. 암세포의 대사산물로 인해 미각이 변화하거나 암에 대한 심리적 스트레스 등으로 식욕 부진이 악화할 수 있다.

- 소량씩 자주 섭취한다.
- 수시로 먹을 수 있도록 손이 닿는 곳에 먹기 쉬운 음식을 준비해 둔다(예: 고구마 샐러드, 크래커, 빵, 떡, 치즈 등).
- 식사 중 국물이나 물을 마시면 쉽게 포만감을 느낄 수 있으므로 이는 가급적 피하고, 식사 전후 30~60분 사이에 수분을 섭취한다.
- 영양 밀도가 높은(고열량, 고단백) 음식이나 영양보충 제품을 활용한다(예: 영양보충 제품을 이용한 수프나 셰이크, 마요네즈나 크림치즈 활용, 아이스크림, 단백질 파우더 사용 등).
- 가벼운 산책이나 규칙적인 운동으로 식욕을 돋게 한다.

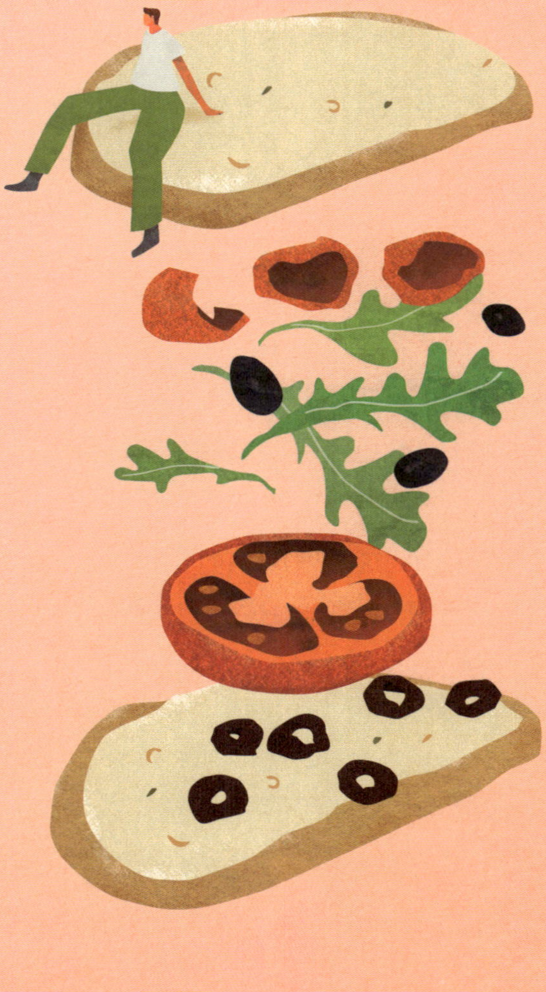

- 즐거운 분위기에서 식사할 수 있도록 한다.

오심과 구토

치료 직후부터 발생할 수 있으며 흔하게 경험할 수 있는 증상으로 식사 섭취량을 현저하게 감소시키고 심각한 영양 불량으로 이어질 수 있다. 이를 예방하고 조절하기 위해 처방받은 약을 적극적으로 활용해서 식사할 수 있도록 한다.

- 소량씩 자주 섭취한다.
- 배가 고프면 메스꺼운 증상이 심해질 수 있으므로 가능한 식사를 거르지 않는다.
- 특정 음식에 대해 메스꺼움이 심할 때는 억지로 먹지 않고, 먹기 좋은 다른 음식으로 대체한다.
- 토스트, 크래커, 누룽지, 김 등 마른 음식이나 신선한 채소, 과일을 먹는다.
- 너무 달고 기름지거나 자극적인 음식은 피한다.
- 부드럽게 갈아서 차갑게 한 음식이 뜨겁거나 자극적인 음식보다 먹기 수월하다.
- 식사 중에는 수분 섭취를 피하고 식사 전후 30~60분 사이에 수분을 섭취한다.
- 치료 1~2시간 전에는 음식을 먹지 않는다.
- 구토를 심하게 하는 경우, 증세가 가라앉을 때까지 음식을 먹거나

마시지 않는다.

- 구토가 조절되기 시작하면 물이나 국물, 미음 등 맑은 유동식부터 조금씩 먹고 차츰 양을 늘린다.
- 음식 냄새가 나지 않도록 자주 환기하고, 쾌적한 장소에서 식사한다.
- 식사 후 바로 움직이거나 누우면 소화를 어렵게 하고 불편감이 커질 수 있으므로, 식후 비스듬히 앉아서 충분한 휴식을 취한다.

골다공증

전립선암 환자들은 대부분 60세 이상의 고령이고, 암 치료로 인한 남성호르몬의 급격한 소실로 골밀도가 감소하여 골다공증이나 골감소증이 발생하기 쉽다. 이는 골절의 위험을 높이고 삶의 질과 생존율에도 영향을 미치므로 뼈 건강을 위해 적절한 근력운동과 금연을 실천하고, 칼슘이 풍부한 식품을 섭취하고, 절주한다.

미국 국립종합암네트워크(National Comprehensive Cancer Network, NCCN)에서는 미국 국가골다공증연합회의 일반인을 위한 가이드라인에 따라 안드로겐 차단 요법(ADT)을 받는 환자들에게 칼슘과 비타민 D의 투여를 권고하고 있다. 우리나라 골다공증 진료 지침은 일차적으로 음식을 통한 칼슘 섭취를 권장하고 있으며, 최적 섭취량이 명확하게 정립되지 않았지만 하루에 칼슘 1,000~1,200mg(식사와 보충제 총합)과 비타민 D 600IU 이상을 섭취하여 혈중 정상 농도를 유지하도록 제안하고 있다.

<표 3> 식품별 칼슘 함량(mg) 정보

식품군	식품명	1회 섭취량(g)	칼슘(mg)	식품군	식품명	1회 섭취량(g)	칼슘(mg)
우유군	우유	200	200	어육류군	뱅어포	15	147
	체다치즈	30(1.5장)	188		꽁치 통조림	50	143
	요구르트 (호상)	110	155		정어리 통조림	50	121
	요구르트 (액상)	110	132		잔멸치	15	93
채소군	케일	70	265		꽃게	70	89
	무청	50	171		유부	30	89
	갓	70	135		고등어 통조림	50	84
	아욱	50	134		장어	50	79
	물미역	70	107		굴	70	60
	냉이	50	97		중새우	50	59
	비름	70	93		연두부	150	57
	고춧잎	25	92		두부	80	51
	미역줄기	70	84		바지락살	70	49
	취	50	68		정어리	50	47
	고구마순	70	64		콩(서리태)	20	45
지방군	참깨	8	85		북어	15	37
	아몬드	13	51				

- 칼슘이 풍부한 식품: 우유 및 기타 유제품, 뼈째 먹는 생선(멸치, 뱅어포, 정어리 등), 푸른 잎 채소(시금치, 케일, 새싹 등), 두부
- 비타민 D가 풍부한 식품: 등 푸른 생선, 육류의 간, 달걀, 치즈, 햇볕에 말린 버섯류 등
- 가능하면 매끼 칼슘 함량이 높은 식품을 한두 가지 섭취한다.
- 비타민 D는 칼슘의 체내 흡수율을 높이므로 햇볕을 충분히 쐬고, 비타민 D_3가 풍부한 식품을 자주 섭취한다.
- 동물성 단백질을 과잉 섭취하면 소변으로 칼슘 배설을 촉진해 칼슘 요구량이 증가한다. 따라서 과도한 단백질 섭취는 주의해야 한다.
- 싱겁게 식사하며, 인스턴트식품, 가공식품을 적게 먹는다.
- 하루 3잔 이상의 커피 섭취는 신장에서 칼슘 배설을 증가시키고, 소장에서 칼슘의 흡수를 방해하여 골밀도가 감소한다는 보고가 있다. 따라서 카페인이 풍부한 커피, 홍차, 탄산음료의 과량 섭취를 주의한다.

치료 후의 영양 관리

전립선암 치료 후에는 이차암의 발생을 예방하며, 심뇌혈관 질환 등의 만성질환을 예방하고 관리하기 위해 적절한 체중과 건강한 식생활을 유지하도록 한다.

적정 체중 유지하기

전립선암은 비만과 관련 있는 대표적인 암 중 하나이며, 비만은 당뇨병, 심뇌혈관 질환 등 만성대사성 질환의 원인이 된다(《표 4》). 따라서 균형 있는 식사와 운동을 유지하고, 정기적으로 체중을 측정하여 적정 체중을 유지해야 한다.

균형 있는 식사하기

전립선암 치료 시 영양소에 관한 다양한 연구가 진행 중인데, 현재까지는 근거가 부족한 경우가 많다. 따라서 전립선암의 재발이나 이차암 발생을 예방하기 위해서는 특정 식품을 집중적으로 섭취하지 말고, 다양한 종류의 식품을 골고루 선택하여 균형 있는 식사를 유지한다.

<표 4> 한국인의 체질량지수와 허리둘레에 따른 비만 동반 질환 위험도
[대한비만학회, 『비만 진료 지침 2022』(8판)]

분류	체질량지수 (kg/m²)	허리둘레에 따른 비만 동반 질환의 위험도	
		< 90 cm (남자)	≥ 90 cm (남자)
		< 85 cm (여자)	≥ 85 cm (여자)
저체중	< 18.5	낮음	
정상	18.5~22.9	보통	약간 높음
비만전단계 (과체중/위험체중)	23~24.9	약간 높음	높음
1단계 비만	25~29.9	높음	매우 높음
2단계 비만	30~34.9	매우 높음	가장 높음
3단계 비만 (고도비만)	≥ 35	가장 높음	가장 높음

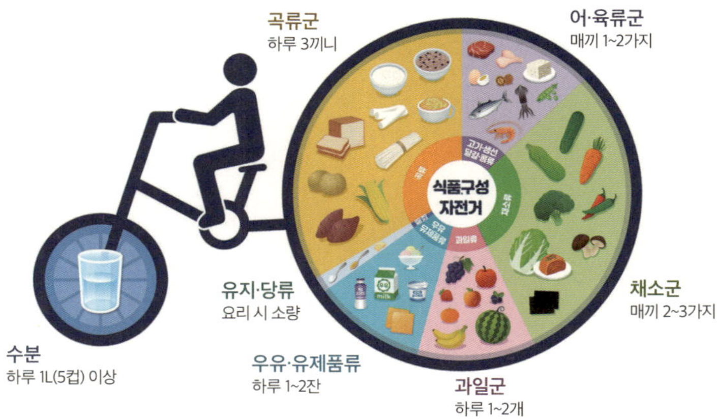
곡류군
하루 3끼니
어·육류군
매끼 1~2가지
식품구성
자전거
채소군
매끼 2~3가지
유지·당류
요리 시 소량
수분
하루 1L(5컵) 이상
우유·유제품류
하루 1~2잔
과일군
하루 1~2개

[그림 2] 식품구성자전거(보건복지부·한국영양학회, 2020 한국인 영양소 섭취기준 활용 연구, 2021)

- 하루 3끼 규칙적으로 골고루 식사한다.
- 다양한 종류의 잡곡 및 도정하지 않은 곡류를 선택한다.
- 양질의 단백질 섭취를 위해 달걀, 콩, 두부, 육류 등의 단백질 식품을 매끼 한두 가지씩 섭취한다.
- 채소 반찬은 매끼 두세 가지 이상 충분히 섭취하고, 과일류는 하루 1~2회 섭취한다.
- 우유 및 유제품은 저지방 또는 무지방으로 하루 한 잔 섭취한다.

<표 5> 식품군별 주요 영양소 및 함유 식품

식품군	주요 영양소	주요 기능	권장 식품	주의 식품
곡류군	탄수화물	에너지원	통곡류 - 현미밥, 잡곡밥 - 통밀빵, 호밀빵 - 통곡류로 만든 면이나 떡 등	정제된 곡류 - 흰 쌀밥 - 정제된 밀가루로 만든 면이나 빵 - 흰쌀로 만든 떡 등
고기·생선 달걀·콩류	단백질	체구성 성분	저지방, 중지방 어육류 및 콩류 - 육류의 살코기, 흰살 생선, 등 푸른 생선 - 콩, 낫또, 두부면 등 콩류 가공식품 등	고지방 어육류 및 가공식품 - 갈비, 삼겹살, 곱창 등 기름진 육류 - 햄, 베이컨, 소시지 등 육류 가공품 등
채소류	비타민, 무기질, 섬유소	생리조절 작용	대부분의 채소, 버섯류, 해조류	김치, 장아찌, 소금에 절인 채소류 등
과일류	비타민, 무기질, 섬유소	생리조절 작용	생과일	주스류
우유·유제품류	단백질, 칼슘	체구성 성분, 칼슘 공급원	저지방/무지방 우유 또는 유제품	

동물성 고지방식 피하기

동물성 지방의 섭취 증가는 전립선암 발생과 연관된다. 전립선암은 남성호르몬에 의존해서 증식하는데, 육류 위주의 고지방 식단인 서구화된 식습관은 테스토스테론의 농도를 높이는 경향이 있고 이는 암 발생의 위험을 높일 수 있다. 특히 총 섭취량보다 지방의 종류가 전립선암의 발생 및 재발과 더 관련이 크다고 알려져 있으므로 총 지방 섭취량을 줄이되 특히 포화지방산이 높은 동물성 지방의 섭취를 줄이도록 한다.

- 육류는 기름기가 적은 부위를 선택하고, 눈에 보이는 지방은 제거한다.
- 붉은 육류는 살코기 위주로, 1주에 500g 미만으로 섭취한다.
- 닭, 오리고기 등 가금류는 가공되지 않은 형태를 선택하며, 조리 전 껍질을 제거한다.
- 오메가-3 지방산이 풍부한 생선을 일주일에 2회 이상 섭취한다.
  - 권장 식품: 연어, 정어리, 대구, 송어, 청어
  - 주의 식품: 수은 함량이 높은 생선(황새치, 상어, 왕고등어, 옥돔 등)
- 우유는 저지방 혹은 무지방 우유를 선택한다.
- 동물성 지방 대신 식물성 지방을 선택한다.
- 조리 시 기름 사용량을 줄여 사용하고, 전 및 튀김은 피한다.
- 가공식품을 선택할 때 영양 정보 표시를 보고 포화지방산, 트랜스 지방산을 확인하여 함량이 낮은 제품을 선택한다.

포화지방산이 많은 식품 (가급적 제한)	소기름, 돼지기름, 베이컨, 치즈, 생크림, 버터, 코코넛유, 팜유(라면, 프림), 일반 우유, 육류 가공품, 가금류 껍질, 높은 온도에서 오래 가열한 식품 등
트랜스지방산이 많은 식품 (가급적 제한)	마가린, 쇼트닝, 감자튀김, 피자, 치킨, 도넛, 케이크, 페스츄리, 크루아상, 가공식품, 높은 온도로 오랜 시간 처리된 기름이나 과자
불포화지방산이 많은 식품 (과잉 섭취 주의)	참기름, 들기름, 옥수수유, 카놀라유, 올리브유, 아보카도유, 등 푸른 생선, 견과류

- 포화지방산: 주로 동물성 지방에 포함되어 있으며 혈중 LDL-콜레스테롤을 증가시키기 때문에 가급적 섭취를 제한한다.
- 트랜스지방산: 식품 가공 과정에서 액상의 기름을 고체 상태로 바꾸거나, 식물성 기름을 높은 온도에서 가열할 때 생기며, 과다한 섭취는 LDL-콜레스테롤을 높이고 HDL-콜레스테롤을 낮추므로 제한한다.
- 불포화지방산: 주로 식물성 기름에 포함되어 있으며, 혈중 콜레스테롤을 낮추는 효과가 있으므로 포화지방산보다는 불포화지방산을 이용한다. 그러나 지방은 열량이 높아서 섭취량이 많으면 체중이 증가할 수 있으므로 과잉 섭취하지 않도록 주의한다.

신선한 채소와 과일을 충분히 섭취하기

2021년 미국 비뇨의학회(MA-AUA)는 다양한 종류의 식물성 식품 위주의 식사(Plant-Based Diet)가 전립선 특이항원(PSA) 수치를 낮추는 데 도움이 되고 진행성 전립선암의 위험을 낮춘다는 연구 결과를 발표했다. 일부 영양소가 전립선암을 예방한다는 보고도 있으나 아직 그 근거가 제한적이며 대규모 연구가 필요한 상황이다. 하지만 비타민, 미네랄, 식이섬유, 파이토케미컬(phytochemical)이 풍부한 채소와 과일을 다양하게 섭취하면 모든 형태의 전립선암 발생 위험을 낮춘다는 보고가 있으므로, 특정 채소 및 과일만 집중적으로 섭취하지 말고 가급적 제철 식품으로 최대한 다양하게 선택한다.

*파이토케미컬이란?

식물성을 의미하는 '파이토(phyto)'와 화학을 의미하는 '케미컬(chemical)'의 합성어로 건강에 도움을 주는 생리활성을 가지고 있는 식물성 화학물질을 의미한다. 생명 유지를 위해 반드시 섭취해야 하는 필수영양소는 아니지만 파이토케미컬의 섭취가 지속적으로 부족할 경우 건강에 좋지 않은 영향을 미칠 수 있다. 최근에 이에 관한 연구가 활발히 이루어지면서 건강 유지에 필요한 성분으로 주목받고 있다. 또한 파이토케미컬은 건강에만 중요한 역할을 하는 것이 아니라 식물의 독특한 맛, 향, 색깔을 부여해 각각의 음식 개성을 나타내기도 한다.

전립선암과 특정 영양소

칼슘

칼슘은 전립선암 발병 및 진행과 관련된 요인과 신호전달 경로를 조절하며, 칼슘을 하루 1,500mg 이상 섭취했을 때 활성형 비타민 D의 생성을 억제하고 전립선 내의 세포 증식에 영향을 미칠 수 있다. 하지만 유제품 섭취량이 증가하면 전립선암 위험이 증가한다는 증거는 제한적이며, 오히려 암 치료 시 골다공증의 위험이 커지므로 적절한 칼슘의 섭취가 필요하다. 따라서 적정량의 칼슘 및 단백질 섭취를 위하여 하루 우유 1~2잔 섭취를 권장한다.

라이코펜

라이코펜은 전립선암 및 전립선 질환의 예방에 효과가 있다고 알려진 성분으로 토마토와 붉은색 채소 및 과일에 들어 있는 파이토케미컬 중 하나이다.

미국암연구협회(American Institute for Cancer Research, AICR)에서

2016년에 발표한 연구에 따르면, 라이코펜을 많이 섭취한 남성은 적게 섭취한 남성에 비해 전립선암 발생 위험이 감소했으며, 섭취량이 증가할수록 감소하는 경향을 보였다.

반면에 라이코펜 섭취량과 전립선암 발생 위험도에 차이가 없다는 상반되는 연구 결과도 보고되고 있어서 라이코펜이 풍부한 과일 및 채소가 전립선암의 위험을 낮추는 데 도움이 된다고 확실히 말하기는 어렵다. 그렇더라도 일반적으로 최근 연구에서 라이코펜의 섭취와 전립선암과의 관계에서 긍정적인 결과가 보고되고 있기에 라이코펜을 함유한 과일 및 채소의 적절한 섭취를 권장한다.

미국암연구협회에서는 라이코펜을 보충제로 섭취하는 것보다는 다양한 채소와 과일과 함께 충분히 섭취하도록 권고하고 있다. 라이코펜은 기름과 함께 섭취했을 때 흡수가 잘되기 때문에 견과류를 함께 곁들여 먹거나 소량의 식물성 기름으로 조리해 섭취하면 도움이 된다.

라이코펜이 풍부한 식품

토마토, 토마토로 만든 음식, 구아바, 수박, 자몽(핑크 자몽, 붉은 자몽), 감, 살구 등

셀레늄과 비타민 E

과거 연구에서는 셀레늄과 비타민 E를 장기간 섭취하면 전

립선암 발생률이 크게 감소한다고 보고했으나, 최근 연구에서는 셀레늄과 비타민 E 혈중 농도가 높은 남성이 셀레늄과 비타민 E의 보충제를 통해 추가 섭취하는 경우 전립선암 위험을 2배 이상 높이는 것으로 나타났다. 이는 암 예방 효과가 기대되는 영양소를 보충제를 통해 과량 섭취하면 오히려 악영향을 미칠 수 있음을 시사한다. 반대로 셀레늄과 비타민 E는 체내 혈중 농도가 낮은 경우 전립선암의 위험을 높일 수 있다는 연구 결과가 보고되고 있으므로, 이들 영양소가 부족하지 않도록 보충제보다는 해당 영양소가 풍부한 식품으로 섭취할 것을 권장한다.

셀레늄이 풍부한 식품

견과류(브라질너트, 아몬드 등), 씨앗, 생선, 해산물, 닭고기, 콩류, 달걀 등

전립선암 치료 후 식단 예시

죽으로 먹을 때

식욕이 감소되어 반찬을 다양하게 섭취하기 어려울 경우, 여러 가지 재료를 넣은 영양죽으로 준비한다.

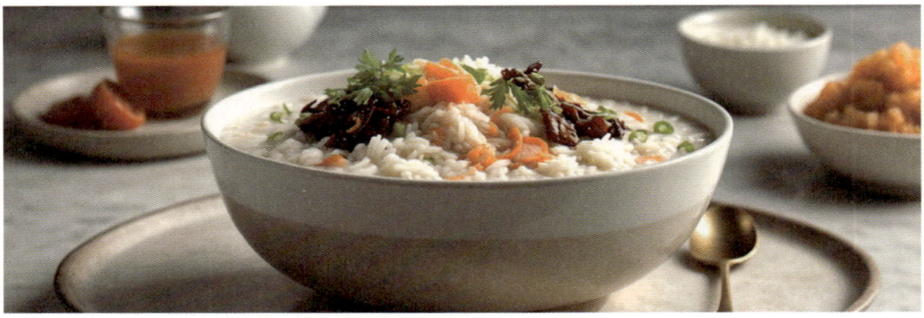

구분	메뉴명	재료	참고 사항
아침	달걀채소죽	쌀 75g 달걀 1알	
	맑은 순두부국	순두부 50g	* 싱겁게 조리한다.
	청경채소고기볶음	소고기 40g 청경채 70g 간장 1/2작은술 식물성 기름 1/2작은술	* 기호에 따라 간장 대신 굴소스 7ml(1/2큰술)를 사용할 수 있다.

<table>
<tr><td rowspan="2">아침</td><td>들깨무나물</td><td>무 70g
들깨가루 1큰술</td><td></td></tr>
<tr><td>물김치</td><td></td><td></td></tr>
<tr><td>오전 간식</td><td>바나나</td><td>바나나 80g(중 2/3개)</td><td></td></tr>
<tr><td rowspan="5">점심</td><td>누룽지새우죽</td><td>누룽지 75g
다진 새우살 30g</td><td>* 누룽지는 불린 후 끓이면 조리 시간을 줄일 수 있다.</td></tr>
<tr><td>메추리알조림</td><td>메추리알 55g(6알)</td><td>* 물(또는 육수)과 육수를 1:1 비율로 사용하여 싱겁게 조리한다.</td></tr>
<tr><td>고사리나물</td><td>삶은 고사리 70g(1컵)</td><td>* 볶는 대신 무치면 기름 사용량을 줄일 수 있다.</td></tr>
<tr><td>치커리유자생채</td><td>치커리 30g
유자청 1/2큰술</td><td>* 기호에 맞게 유자청에 식초, 약간의 소금을 넣어 새콤달콤하게 조리한다.
* 혈당 관리가 필요한 경우, 유자청 대신 오일드레싱을 사용한다.</td></tr>
<tr><td>물김치</td><td></td><td></td></tr>
<tr><td rowspan="2">오후 간식</td><td>감자달걀샐러드</td><td>감자 1개
달걀 1개
저지방 마요네즈 1/2큰술</td><td>* 기호에 맞게 양파, 당근, 오이 등 채소를 첨가한다.</td></tr>
<tr><td>저지방 우유</td><td>저지방 우유 200ml</td><td>* 저지방/무지방 우유</td></tr>
<tr><td rowspan="6">저녁</td><td>버섯명태살죽</td><td>쌀 75g
버섯 50g
명태살 50g(1/3컵)</td><td>* 버섯은 잘게 다진다.
* 명태살 대신 가자미, 북어, 새우살, 굴 등 기호에 맞는 재료로 바꿔 사용할 수 있다.</td></tr>
<tr><td>콩나물국</td><td>콩나물 50g</td><td></td></tr>
<tr><td>닭살간장조림</td><td>닭가슴살 40g
양배추, 양파, 당근
간장 1/2작은술</td><td></td></tr>
<tr><td>브로콜리된장무침</td><td>브로콜리 70g
된장 1/4스푼</td><td>* 브로콜리는 한입 크기로 썰기
* 짜지 않게 조리한다.</td></tr>
<tr><td>물김치</td><td></td><td></td></tr>
<tr><td>토마토</td><td>토마토 250g (대 1개)</td><td></td></tr>
</table>

경구섭취용 환자용 식품의 활용

식사의 일부 또는 전체를 대신할 목적으로 섭취할 수 있는 환자용 식품이다. 영양 밀도가 높고 탄수화물, 단백질, 지방뿐 아니라 비타민, 무기질까지 골고루 함유하고 있어 식사량이 부족한 경우 영양 보충 제품을 이용하면 충분한 열량과 균형잡힌 섭취에 도움이 된다.

- 환자용 식품은 액상, 분말 등 형태가 다양하고 제품마다 맛과 향이 다르므로 기호에 따라 선택한다.
- 죽, 수프, 드레싱, 셰이크 등에 섞거나 재료로 사용할 수 있다.
- 식품 알레르기나 부적응증이 있는 경우, 원재료와 알레르기 표시를 확인한다.

제품 형태	종류	용량	열량
액상	뉴케어(구수한맛 등), 그린비아 마일드케어, 케어웰(구수한맛 등), 메디웰(구수한맛 등)	200ml	200kcal
	엔커버액, 하모닐란액 (*의사 처방 필요)		
	메디푸드 미니웰(바나나맛 등)	150ml	
분말	뉴케어(데이밀), 케어웰(케어웰), 메디푸드(스탠다드)	1포	150~200kcal

환자용 식품 1개 = 밥 1/3공기(70g) + 생선 1토막 + 채소 1접시

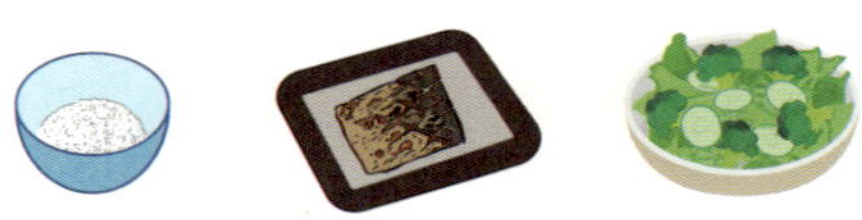

- 기저질환이 있는 경우, 제품 선택 및 섭취량에 대해 의료진 또는 임상영양사와 상의한다.

밥으로 먹을 때

구분	메뉴명	재료	참고 사항
아침	잡곡밥	잡곡밥 2/3 공기	
	양배추돈육된장국	양배추 돼지고기 40g 된장 1/4큰술	* 기름기 적은 돼지고기 사용 * 싱겁게 조리한다.
	조기구이	조기 50g 식물성 기름 1작은술	* 기름 사용을 줄이기 위해 굽기, 찌기, 조림 등의 조리법을 권장한다.
	취나물무침	참취 40g	* 들기름/참기름 소량 사용
	오이생채	오이 70g(중 1/3개) 양파, 당근 약간 식초, 설탕, 고춧가루, 참깨	
	깍두기	깍두기 50g	
오전 간식	토마토주스	토마토 중 1개	* 단맛이 필요한 경우 대체 감미료를 소량 사용한다.
	고구마	고구마 70g(중 1/2개)	* 찌거나 삶아서 준비한다.
점심	잡곡밥	잡곡밥 1공기	
	북엇국	북어 10g 콩나물 30g 무 40g	
	닭가슴살카레볶음	닭가슴살 40g 브로콜리 40g 카레 가루	* 카레 가루는 기호에 맞게 조절한다.

점심	멸치견과류볶음	멸치 15g(한 숟가락) 견과류 8g 알룰로오스	* 땅콩, 호두, 아몬드 등 기호에 맞는 견과류를 사용한다. * 센 불에 멸치와 견과류를 볶다가 알룰로오스를 소량 넣는다.
	쑥갓나물	쑥갓 70g(익혀서 1/3컵)	* 참기름/들기름 소량 사용
	포기김치	포기김치 50g	
오후 간식	저지방 우유	저지방 우유 200ml	* 저지방/무지방 우유
	사과	사과 100g(중 1/2개)	
저녁	잡곡밥	잡곡밥 2/3공기	
	미역국	건미역 7g	* 싱겁게 조리한다. * 기호에 맞게 소고기, 조갯살 등을 첨가한다.
	팽이버섯 버섯간장불고기	돼지고기 80g 팽이버섯 25g 양배추 20g 양파, 당근 간장 1/2작은술 식물성 기름 1작은술	
	시금치나물	시금치 70g(익혀서 1/3컵)	
	쌈채소	알배추 45g(중 2잎) 깻잎 25g(6장) 쌈장 또는 고추장 1작은술	* 쌈장, 고추장, 된장을 적게 사용한다.
	총각김치	총각김치 50g	

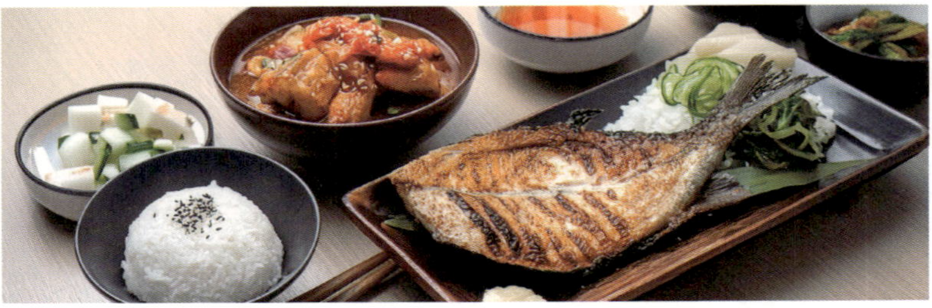

일품으로 먹을 때

- 다양한 식품을 사용하여 볶음밥, 카레라이스, 비빔밥, 샌드위치, 샐러드포케 등 일품 형태로 식사를 준비할 수 있다.
- 몸에 좋다고 알려진 특정 채소 및 과일만 집중적으로 섭취하기보다 가급적 제철 식품으로 다양하게 선택한다.
- 식물성 기름을 사용하여 조리한다. 단, 체중 증가 예방을 위해 과도한 섭취는 주의한다.

구분	메뉴명	재료	참고 사항
아침	닭가슴살샐러드 & 오리엔탈드레싱	닭가슴살 80g 양상추 70g 병아리콩 30g 비타민 15g 적양배추 20g 샐러리 20g 견과류 8g(1큰술)	* 닭가슴살은 구워서 사용한다. * 샐러드용 채소는 좋아하는 종류로 한 대접 정도 준비한다.
	고구마	고구마 1개(140g)	* 찌거나 삶아서 준비한다.
	토마토주스	토마토 1개(140g)	* 단맛이 필요한 경우 대체 감미료를 소량 사용한다.
점심	단호박카레	단호박 40g 양파, 당근 카레가루	* 재료는 한입 크기로 깍둑썰기 한 후 전자레인지로 익히면 조리 시간을 줄일 수 있다.
	흑미밥	흑미밥 2/3공기	
	오리고기 파프리카구이	오리고기 80g 파프리카 70g(중 1/2개)	* 오리고기는 살짝 데친 후 구우면 지방 섭취를 줄일 수 있다.

점심	양배추샐러드 & 참깨드레싱	양배추 70g 참깨드레싱 1큰술	
	사과	사과 100g(1/2개)	
저녁	호밀빵 오픈샌드위치	호밀빵 2~3장 달걀스크램블 2개 루꼴라 40g 리코타치즈 30g 후추 올리브유 1 작은술 발사믹식초 1작은술 알룰로오스 1작은술	* 조리 방법 1. 호밀빵을 노릇하게 굽는다. 2. 달궈진 프라이팬에 달걀 2개를 풀어서 몽글몽글하게 휘저어 익힌다. 3. 호밀빵 위에 달걀스크램블, 루꼴라, 리코타치즈를 순서대로 올린다. 4. 후추, 올리브유, 발사믹 식초, 알룰로오스를 뿌린다. 기호에 따라 올리브유 대신 아보카도 30g으로 바꿀 수 있다.
	양송이수프	양송이버섯 100g(6개) 견과류 8g 무가당 두유 200ml 크림수프 가루 1큰술	* 양송이버섯과 견과류는 잘게 다져서 사용한다.

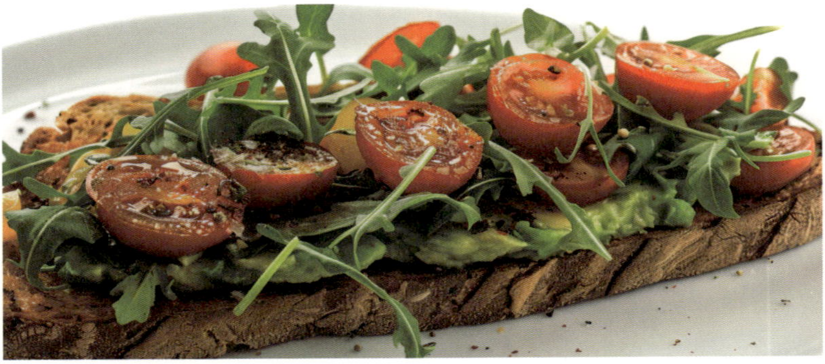